全国中医药行业高等职业教育"十三五"规划教材

中药储存与养护

（供中药学、药学等专业用）

主 编◎李建民 刘 岩

U0335636

中国中医药出版社

·北 京·

图书在版编目（CIP）数据

中药储存与养护/李建民，刘岩主编．—北京：中国中医药出版社，2018.2（2022.11重印）

全国中医药行业高等职业教育"十三五"规划教材

ISBN 978-7-5132-4771-9

Ⅰ．①中…　Ⅱ．①李…②刘…　Ⅲ．①中草药-药物贮藏-高等职业教育-教材②中药管理-仓库管理-高等职业教育-教材　Ⅳ．①R288

中国版本图书馆 CIP 数据核字（2018）第 023432 号

中国中医药出版社出版

北京经济技术开发区科创十三街 31 号院二区 8 号楼

邮政编码　100176

传真　010-64405721

三河市同力彩印有限公司印刷

各地新华书店经销

开本 787×1092　1/16　印张 12　字数 247 千字

2018 年 2 月第 1 版　2022 年 11 月第 6 次印刷

书号　ISBN 978-7-5132-4771-9

定价　36.00 元

网址　www.cptcm.com

服 务 热 线　010-64405510

购 书 热 线　010-89535836

侵 权 打 假　010-64405753

微信服务号　zgzyycbs

微商城网址　https://kdt.im/LIdUGr

官 方 微 博　http://e.weibo.com/cptcm

天猫旗舰店网址　https://zgzyycbs.tmall.com

中医药职业教育是我国现代职业教育体系的重要组成部分，肩负着培养新时代中医药行业多样化人才、传承中医药技术技能、促进中医药服务健康中国建设的重要职责。为贯彻落实《国务院关于加快发展现代职业教育的决定》（国发〔2014〕19号）、《中医药健康服务发展规划（2015—2020年）》（国办发〔2015〕32号）和《中医药发展战略规划纲要（2016—2030年）》（国发〔2016〕15号）（简称《纲要》）等文件精神，尤其是实现《纲要》中"到2030年，基本形成一支由百名国医大师、万名中医名师、百万中医师、千万职业技能人员组成的中医药人才队伍"的发展目标，提升中医药职业教育对全民健康和地方经济的贡献度，提高职业技术院校学生的实际操作能力，实现职业教育与产业需求、岗位胜任能力严密对接，突出新时代中医药职业教育的特色，国家中医药管理局教材建设工作委员会办公室（以下简称"教材办"）、中国中医药出版社在国家中医药管理局领导下，在全国中医药职业教育教学指导委员会指导下，总结"全国中医药行业高等职业教育'十二五'规划教材"建设的经验，组织完成了"全国中医药行业高等职业教育'十三五'规划教材"建设工作。

中国中医药出版社是全国中医药行业规划教材唯一出版基地，为国家中医中西医结合执业（助理）医师资格考试大纲和细则、实践技能指导用书、全国中医药专业技术资格考试大纲和细则唯一授权出版单位，与国家中医药管理局中医师资格认证中心建立了良好的战略伙伴关系。

本套教材规划过程中，教材办认真听取了全国中医药职业教育教学指导委员会相关专家的意见，结合职业教育教学一线教师的反馈意见，加强顶层设计和组织管理，是全国唯一的中医药行业高等职业教育规划教材，于2016年启动了教材建设工作。通过广泛调研、全国范围遴选主编，又先后经过主编会议、编写会议、定稿会议等环节的质量管理和控制，在千余位编者的共同努力下，历时1年多时间，完成了81种规划教材的编写工作。

本套教材由50余所开展中医药高等职业教育院校的专家及相关医院、医药企业等单位联合编写，中国中医药出版社出版，供高等职业教育院校中医学、针灸推拿、中医骨伤、中药学、康复治疗技术、护理6个专业使用。

本套教材具有以下特点：

1. 以教学指导意见为纲领，贴近新时代实际

注重体现新时代中医药高等职业教育的特点，以教育部新的教学指导意

见为纲领，注重针对性、适用性以及实用性，贴近学生、贴近岗位、贴近社会，符合中医药高等职业教育教学实际。

2. 突出质量意识、精品意识，满足中医药人才培养的需求

注重强化质量意识、精品意识，从教材内容结构设计、知识点、规范化、标准化、编写技巧、语言文字等方面加以改革，具备"精品教材"特质，满足中医药事业发展对于技术技能型、应用型中医药人才的需求。

3. 以学生为中心，以促进就业为导向

坚持以学生为中心，强调以就业为导向、以能力为本位、以岗位需求为标准的原则，按照技术技能型、应用型中医药人才的培养目标进行编写，教材内容涵盖资格考试全部内容及所有考试要求的知识点，满足学生获得"双证书"及相关工作岗位需求，有利于促进学生就业。

4. 注重数字化融合创新，力求呈现形式多样化

努力按照融合教材编写的思路和要求，创新教材呈现形式，版式设计突出结构模块化、新颖、活泼，图文并茂，并注重配套多种数字化素材，以期在全国中医药行业院校教育平台"医开讲－医教在线"数字化平台上获取多种数字化教学资源，符合职业院校学生认知规律及特点，以利于增强学生的学习兴趣。

本套教材的建设，得到国家中医药管理局领导的指导与大力支持，凝聚了全国中医药行业职业教育工作者的集体智慧，体现了全国中医药行业齐心协力、求真务实的工作作风，代表了全国中医药行业为"十三五"期间中医药事业发展和人才培养所做的共同努力，谨此向有关单位和个人致以衷心的感谢！希望本套教材的出版，能够对全国中医药行业职业教育教学的发展和中医药人才的培养产生积极的推动作用。需要说明的是，尽管所有组织者与编写者竭尽心智，精益求精，本套教材仍有一定的提升空间，敬请各教学单位、教学人员及广大学生多提宝贵意见和建议，以便今后修订和提高。

国家中医药管理局教材建设工作委员会办公室

全国中医药职业教育教学指导委员会

2018 年 1 月

本教材以依托《中医药健康服务发展规划（2015—2020）》和《中医药发展战略规划纲要（2016—2030）》，落实教育部中医药职业教育教学指导委员会《关于加快发展中医药现代化职业教育的意见》和《中医药现代职业教育体系建设规划（2015—2020）》精神，以提升中医药职业教育对全民健康和地方经济的贡献度，提高高等职业技术院校学生的实际操作能力，实现高等职业教育与产业需求、岗位胜任能力严密对接为指导思想；本着以学生为中心，以巩固专业思想为导向，突出职业技术教育技能培养目标，注重实用，与执业药师资格考试大纲一致，适合高等职业院校教育需求的编写原则；在国家中医药管理局教材建设工作委员会办公室的指导下编写完成。本教材主要供中药学、药学等专业教学使用。

本教材内容在广泛的仓储企业调研基础上，参照国家有关职业标准及新版 GSP、2015 版《药典》等法规文件和药品标准确定的，同时吸纳企业一线专家参加编写，保证教材内容与岗位实际需求相符合，以满足高职应用技能型人才培养的要求。

全书分绪论、中药仓库与管理、中药仓库作业管理、中药储存变异现象及影响因素、中药储存养护常用方法与技术、中药仓库害虫与防治、中药霉变与防治、中药储存其他质变与防治、中药材储存与养护、中药饮片储存与养护、中成药储存与养护、特殊中药储存与养护十二个模块，系统而又深入浅出地介绍了中药储存与养护的基本知识、基本方法、基本技术及各类中药商品储存与养护技术要点。附录中还收载了中药材养护方法与储存条件表、中药饮片养护方法与储存条件表、《中药材仓库技术规范》《中药材仓储管理规范》，便于读者在学习和工作中查阅。

本教材的编写分工是：李建民编写模块一、模块十二，并负责全书统稿、定稿、总校；赵小刚参与模块一、模块十二的编写和全书内容的审定；刘岩编写模块二，并参与全书总校及模块三内容的审定；房玲燕编写模块三；贾荷丽编写模块四；安静编写模块五；王燕编写模块六、模块七；杨东方编写模块八；李明编写模块九项目一、项目三、项目四及项目五的矿物类中药材；张学愈编写模块九项目二，项目五的茎木、皮类，全草、叶类，藻菌类和树脂、加工类中药材；任劲松编写模块十、模块十一。

在本教材编写过程中，得到了各编者所在单位，特别是北京卫生职业学院、遵义医药高等专科学校、山东中医药高等专科学校、济南护理职业学院、南阳医学高等专科学校和四川中医药高等专科学校的大力支持与帮助，谨此一并致谢。

由于水平有限，本教材中若有不妥之处，敬请各校师生在使用过程中提出宝贵意见，以便修订改进。

《中药储存与养护》编委会

2018 年 1 月

"扫一扫"

《中药储存与养护》课件

目录

模块一

绪 论

【学习目标】

1. 掌握中药储存与养护的含义、目的与任务。
2. 了解中药储存与养护的历史与发展。

项目一 中药储存与养护的含义、目的与任务

一、 中药储存与养护的含义

中药储存指中药商品的储备和库存。它是中药商品从生产到消费领域的流通过程中需经过多次停留形成的，是中药商品流通过程中不可缺少的重要环节。其意义在于：调节中药商品生产与消费在时间、地域、供需间的差异；为销售前的准备工作提供场所和条件；满足预防疫病流行、自然灾害等特殊用药需求。

中药养护是指中药企业在中药的生产、经营过程中，对储存的中药商品进行科学保养和维护的一门专业技术。

中药储存与养护是一门研究中药在储存、养护过程中的质量变化规律与管理规律，应用科学的方法与措施防止或延缓中药质变，保证中药质量的一门应用学科。

中药储存与养护是在继承中药商品传统的储存与养护经验基础上，运用现代科学技术和质量控制与管理的理论与方法，研究中药的储存与养护方法，质变现象和管理规律，保证人民用药质量与安全，促进中药商品产、供、销、用的发展，为不断提高人民的健康水平服务。

中药储存与养护是一门以中药质量和管理为核心内容，阐述中药在储存与养护过程中的质量变化规律，以及保证中药质量的有关技术与管理的基本理论知识。换言之，中药储存与

养护就是一门研究中药商品在储存与养护过程中如何保证中药安全性和有效性的学科。

中药是指在中医药理论指导下用于防治疾病和医疗保健的药物，包括中药材、饮片和中成药。

中药材是天然来源未经加工或仅经过简单加工的药物，习称"药材"，通常分为植物药、动物药和矿物药三大类。

根据治疗疾病的需要，将中药材经过净制、切制或炮制后的加工品称之为饮片。饮片既可供调配中医临床处方，也可作为生产中成药或提取有效化学物质的原料药。

中成药是以中药饮片为原料，根据临床处方的要求，采用相应的制备工艺和加工方法，制备成随时可以应用的剂型。中成药具有固定的形式和特性，包括丸剂、散剂、片剂及注射剂等40余种剂型。

中药商品是市场流通、交换和经营中的特殊商品。国家及有关药品标准中规定使用的中药均为商品中药。

二、 中药储存与养护的目的

中药是治病救人的特殊商品，其储存养护的目的在于满足社会用药需求，支持生产。

（一）保证中药安全有效

一是控制入库中药商品质量检验这一环节，排除伪劣及不符合储存要求的中药商品进入仓库或流入市场，起到监督质量作用。二是中药商品在储存过程中，必须采取一定的养护技术，确保中药商品不发生质量变化，不发生燃烧、爆炸、污损等现象，切实防止虫蛀、霉变等现象的发生，减少商品损耗。

（二）平衡购销，保证市场供应

中药储存起到积蓄与调节作用。一方面有利于购进业务活动，形成保证中药市场供应的物质基础；另一方面又有利于销售业务活动，将中药商品输送出去，保证市场供应。

（三）提高效益

促进中药储存与养护企业改善经营管理，健全制度，提高管理水平。通过加强核算，分析研究库存结构、商品储存情况，及时发现问题，采取必要措施，适应市场，避免挤压，运用新技术提高仓容，提高使用效率，从而提高企业的经济效益。

三、 中药储存与养护的主要任务

（一）研究中药的储存方法，探索储存过程中的质变规律和管理规律，保证储存中药的质量

根据中药的性质、形态（中药材、中药饮片、中成药）不同，探索不同储存方法的特点及适用范围；研究空气、温度、湿度、光线、含水量、霉菌、仓虫等对储存过程中的中

药质量影响；探索储存过程中的管理规律，提高管理水平和效益，保证储存中药质量，满足临床需要。

（二）研究中药的养护技术、质变规律和管理规律，保证养护中药的质量

针对中药的性质、形态不同，研究不同的中药养护方法对中药质量的影响，探索养护过程中的管理规律，做到养护科学化、现代化，如建立中药养护档案、修建符合养护规范要求的库房、实现库房的温度和湿度自动控制、计算机辅助管理、数字化管理等。

项目二　中药储存与养护的历史与发展

一、　古代中药储存与养护概况

我国已知最早的药物学专著《神农本草经》是汉代以前药物知识和经验的总结，在其序录中记载，药"有毒无毒，阴干暴干，采造时月，生、熟、土地所出，真伪陈新，并各有法"，为中药储存养护的发展奠定了初步基础。

南北朝时期，医药有了显著的进步与分工，如《百官志》载："太医署有主药师二人……药园师二人……药藏局盛丞各二人。"又云："药藏丞为三品勋一位。"由此可推知，在当时已专门设有贮藏药物的机构，从此明确了药物储存保管的重要性与必要性。陶弘景的《神农本草经集注》总结了魏晋以来三百余年的药学发展，指出药材产地、采制方法、储存时间与其疗效的关系。其序录中说："凡狼毒、枳实、陈皮、半夏、麻黄、吴萸，皆欲得陈久良，其余维须新精也。"这说明当时已经知道狼毒等药材储存时间宜陈久，以防辛燥刺激，不利服用。

唐代，人们已经认识到药材的储存养护与药材质量有密切关系，如孙思邈著的《备急千金要方》："凡药皆不欲数数曝晒，多见风日，气力即薄歇，宜熟知之。诸药用者，候天大晴时，于烈日中暴之，令大干，以新瓦器贮之，泥头密封。须用开取，即急封之，勿令中风湿之气，虽十年不坏。诸杏仁及子等药，瓦器贮之，则鼠不能得之也。凡贮药法，皆须去地三四尺，则土湿之气不中也。"据考证，盛唐时期就有中药的密封、吸湿、通风、清洁等储存养护方法。

宋代，寇宗奭著《本草衍义》载："夫高医以蓄药为能，仓卒之间，防不可售者所须也，若桑寄生、桑螵蛸、鹿角胶、虎胆、蟾酥……之类。"这说明储存十分重要，尤其难得之品宜蓄贮留，以急病人之所急。

元代，王好古在其所著《汤液本草》中引录李东垣《用药心法》："锉一两剂，服之不效。予再候之，脉证相对，莫非药有陈腐者，致不效乎，再市药之气味厚者，煎服，其证减半，再服而安。"阐明了药物储存的新陈与临床疗效之密切关系。

明代，陈嘉谟《本草蒙筌》总论"藏留防耗坏"云："凡药藏贮，宜常提防。倘阴干、曝干、烘干未尽去湿，则蛀蚀、霉垢、朽烂不免为殃。当春夏多雨水浸淫，临夜晚或鼠虫吃耗。心力弗惮，岁月堪延。见雨久着火频烘，遇晴明向日旋曝。粗糙悬架上，细腻贮坛中。人参须和细辛，冰片必同灯草，麝香宜蛇皮裹，硼砂共绿豆收，生姜择老砂藏，山药候干灰窖。沉香、真檀香甚烈，包纸须重；茧水、腊雪水至灵，埋阱宜久。类推隅反，不在悉陈。庶分两不致耗轻，抑气味尽得完具。辛烈者免走泄，甘美者无蛀伤。陈者新鲜，润者干燥。用斯主治，何虑不灵。"

清代，吴仪洛《本草从新》云："用药有久宜陈者。收藏高燥处，又必时常开看，不令霉蛀。有宜精新者。如南星、半夏、麻黄、大黄、木贼、棕榈、芫花、槐花、荆芥、枳实、枳壳、陈皮、香栾、佛手柑、山茱萸、吴茱萸……诸曲、诸胶之类，皆以陈久者为佳，或取其烈性减，或取其火气脱也。"又云："余者俱宜精新，若陈腐而欠鲜明，则气味不全，服之必无效。"吴仪洛对中药储存与功效的关系考究精辟，论说详明，给后代予以深远影响。

在长期的医药实践中，我们的祖先积累了丰富的中药储存与养护的宝贵经验，创造出了不少实用的、有价值的方法与措施。我们要在继承的基础上，进一步对其进行研究、探讨与提高。

二、 现代中药储存与养护的发展

随着时代的发展和科学技术的进步，中药储存与养护的方法及技术逐步发展与改进。中药储存方法与养护技术方面逐步出现应用电子计算机信息化管理系统，具备现代化设备和仪器，商品进出作业机械化、控制自动化，温、湿度调控自动化，管理现代化与规范化，人员专业化，管理制度健全及规范化的现代化中药仓库及现代仓储设备。

在中药储存与养护中运用的新技术、新方法有：①通过控制空气中氧气含量的方法：除氧剂封贮法、气调养护法（充氮降氧、充二氧化碳、气调剂降氧）。②通过控制药材含水量及环境温度、湿度的方法：低温贮藏技术、微波干燥技术、远红外加热干燥技术、太阳能集热器干燥技术、气幕防潮技术。③其他方法：气体灭菌、核辐射灭菌、蒸气加热技术、挥发油熏蒸防霉法、制冷降温、机械吸潮、无菌包装等。

复习思考

1. 简述中药储存与养护的含义。
2. 中药储存与养护的目的和主要任务是什么？

模块二
中药仓库与管理

【学习目标】

1. 掌握中药仓库的职能与类型；温湿度管理；安全管理。
2. 熟悉中药仓储设施设备的要求与种类。
3. 了解中药仓储设施设备的校准与验证；中药仓库的建设及库区布局。

项目一　中药仓库的职能与类型

中药仓库是进行中药商品储存和保管所需的建筑物和场所的总称。中药商品在储存期间的稳定性，除了与生产工艺、包装方式及中药本身的性质有关外，还与其储存条件和保管方法有密切关系。因此，库房规模及条件应当满足中药商品的合理、安全储存，便于开展储存作业。

一、仓库的职能

1. **保障供给，支持生产**　在中药商品流通过程中，中药仓库应为收购、加工、调拨、和供应服务，支持生产持续进行，稳定市场，调剂余缺，保障人民用药需求。

2. **维护中药质量，保证用药安全**　中药是特殊商品，应采取必要的储存养护措施，维护中药商品的质量。中药仓库应对入库商品的质量进行监督，检验合格的中药商品才能入库，并采取必要的养护措施，维护商品质量，出库检查时发现不合格商品，不能进入销售环节，确保临床用药的安全。

3. **降低损耗，节约费用**　中药仓库的商品进出库，应做到数量准确，作业分明，降低损耗。同时应不断改善仓库保管条件，提高仓容和设备的使用效率，做到最大限度地节约中药储存过程中的劳动消耗，从而降低储存费用。

4. 研究养护技术，实行科学管理　中药仓库应在继承中药传统养护方法的基础上，研究新的养护方法，开发新技术，应用计算机管理，实现自动化作业，实行科学管理，提高工作效率。

5. 服从市场需求，提高服务质量　中药仓库应按照业务部门和市场的需求，做好中药商品的挑选、整理和分装等工作，使之适销对路，并及时向购销部门提供商品行情，加速中药商品的流通。不断提高职工的职业道德素养和业务技术素质，改善服务态度和能力。

6. 严格管理制度，确保安全生产　中药仓库应加强各项安全教育和管理，健全组织，落实制度，完善各项劳动防护措施。重点对防火、防盗、防工伤等方面做好管理。

二、 仓库的类型

（一）按建筑形式分类

1. 平房库　是指一层建筑结构的库房。优点是建筑结构简单、造价较低，便于搬运商品，进出库作业方便，库房利用率高。缺点为地面容易潮湿，对商品的储存有不良影响，土地利用率低。

2. 楼房库　是指两层或两层以上建筑结构的库房。优点是占地面积小，增加了储存面积，降低了储存费用；库内干燥、隔潮性能好。缺点为库房建筑结构相对复杂，造价较高；有一定的层间高度，增加了储运劳动力，进出库作业搬运速度受到一定影响。

3. 立体库　即高层货架立体仓库，是指采用几层乃至几十层高的货架储存单元药品，以计算机进行管理并且可用相应起重运输设备进行药品入库和出库作业的仓库，亦称为自动化立体仓库。主要由货物储存系统、货物存取和传送系统、控制和管理系统三部分组成。这种仓库净高（库房地面至库房顶部即"梁下"的垂直高度）不低于9m，我国目前设计投产的自动化仓库高达18m。优点是提高了土地的利用率；实现了商品仓储的智能化、自动化、快捷化、网络化和信息化，提高了企业生产管理水平；减轻了劳动强度，提高了生产效率。缺点为建筑结构复杂，配套设备多，投资高，设备维护要求高；货架安装精度要求高，施工周期长；对仓库管理和技术人员要求较高，必须经过专门业务培训；对储存商品的品种有一定要求，不适合长、大、笨重以及有特殊储存保管要求的商品；由于设备数目固定，可调整范围不大，难以应付储存高峰期的需求，灵活性差。

（二）按承担业务职能分类

1. 采购仓库　指多设在中药经营、生产比较集中的地点或设在转运集散地的仓库，一般规模较大，主要职能是集中储存从生产部门收购的中药，整批或分批发出。

2. 批发仓库　指设在药品供应区的各种批发企业的仓库，存放调进或收购入库的中药。主要职能是将从外地和当地收购的中药，根据要货计划进行商品编配、分类和改装，并按照供应合同或调拨供应凭证，进行分批发货。

3. 零售仓库 指为保证中药日常销售而进行短期药品储存的仓库，一般设在企业或零售药店的附近。主要职能为将零售企业购进的中药进行短期储存，供应门市销售。

4. 中转仓库 指为适应中药商品在运输途中进行分运、中转或转换运输工具而建立，作为中药商品短暂停留的仓库。一般设在交通运输方便的地点，如在公路、铁路、航运等交叉汇集点，要求有相应的装卸设备。

5. 加工仓库 指将加工与储存业务结合在一起的仓库。如中药材、饮片加工仓库，其任务是对中药材和饮片的周转、储存，以及进行必要的分类、挑选、整理、分装和简单的流通加工，更有效地满足用户或本企业的需要，使产需双方更好地衔接以方便储存和适应销售需要。

6. 储备仓库 指国家为解决在特殊情况下急需和季节性需要而设置的专门仓库，一般储备品种少，数量较多。主要对中药商品进行较长时期的保管和养护业务。商品需定期更新，确保质量。

（三）按储存商品性质分类

1. 普通中药商品仓库 是储存一般中药商品的仓库。一般分为药材仓库、饮片仓库、中成药仓库 3 大类。

2. 特殊中药商品仓库

（1）细贵药材库 专门储存来源不易，经济价值较高的中药材商品，如冬虫夏草、西红花、沉香、牛黄、麝香等。库房建筑结构应坚固，有可靠安全的防盗、报警装置，储存养护要求严格，除有相应的容器外，还应配有降温除湿等设备。

（2）毒剧药品库 专门储存国家限制使用的毒、剧药材或含毒、剧药材成分的中成药的仓库。是根据《药品管理法》和相关医疗用毒性药品、麻醉药品管理方法等法规要求而设置的。应有坚固的防护设施，库内温湿度适宜，备有相应的特制的固定容器。

（3）危险品仓库 指专门储存易燃、易爆等危险品的仓库，如火硝、硫黄以及杀灭仓虫的化学熏蒸剂等。库房应单独修建，并有明显的标志，严格按照《中华人民共和国消防条例实施细则》及《仓库防火安全管理规则》的规定，对易燃、易爆药物实行妥善储存。

项目二 中药仓库的建设

中药仓库是中药开展保管养护的必备条件，应科学、准确、合理设计中药仓库的建筑，为仓库的使用创造良好的经营管理条件，保障储存中药商品的质量安全。

一、 仓库地址的选择

1. 交通方便，运输畅通 仓库所在地点应交通环境适宜，方便商品装卸运输，与中药生产、批发、销售等单位较近。

2. **地基坚实, 高燥平坦** 仓库地基坚实, 能保证建筑物的牢固, 使库房有可靠的负重能力。地基高燥平坦, 便于防潮、排水, 不受洪涝威胁。

3. **排水通畅, 给水充足** 仓库应具备良好的排水条件, 便于开展储存作业, 保证中药的安全储存。仓库还必须具备充沛的水源, 以保证生活和消防用水的供应。

4. **防火防污, 环境安全** 仓库环境整洁, 与周围建筑物必须保持一定的安全距离, 远离易燃易爆等危险品或有污染的生产单位, 确保仓库安全和免受污染。

5. **电源充足, 以利生产** 仓库应具备充足电源, 以保证各类机械和设备用电, 保障顺利生产。因此, 仓库选址应尽可能靠近供电方便之处, 避免生产受影响。

二、 仓库的建筑要求

(一) 普通库房

中药仓库普通库房一般由钢筋混凝土、钢架或砖木等建成, 适用于多数中药的储存。这类库房通常应具备以下要求:

1. 库房内部地坪应高于库外地面, 坚实平坦, 隔潮效能良好。

2. 库房墙壁完整坚固, 内侧平滑, 底层库墙内侧接近地面部应有防潮层。

3. 库房顶光洁、不渗水, 并具有较好的隔热性能。

4. 库房门应相对设置, 便于通风。门窗、通风孔 (排风扇等) 结构精密, "关" 能密闭, "启" 能通畅, 灵活方便, 并能防止雨水侵入。

5. 楼房库的高度每层不低于 4.5m, 层数不限, 平房库房的高度不低于 6m。

6. 楼房库的楼面沿外墙处应设置泄水孔, 其间距应不大于 30m。

(二) 密闭库房

中药仓库密闭库房一般选用钢筋混凝土结构的建筑, 并经过有效的隔绝材料处理, 其防潮、防热性能应高于普通库房, 具有隔湿、隔热和避光等功能, 使库内储存的商品不受或少受外界因素的影响, 温湿度比较稳定, 适宜于怕潮、怕热、怕光等商品的储存。

(三) 气调库房

中药仓库气调库房是专供中药采取气调养护技术的建筑设施, 其建筑结构除有较严密的隔气、隔热性能外, 还应具备库内外空气压力正负差的承受力。库房密闭性要求一般以平均每 24 小时氧气的回升率在 0.5% 以下为合格, 若回升率在 0.2% ~0.4% 为密闭性能良好。

(四) 低温库房

中药仓库低温库房是采取密闭与制冷技术, 使室内温度控制在适宜的低温状态的库房。根据制冷设施的不同, 通常可分为冷风库房与空调库房两类。

1. **冷风库房** 由密闭库房和制冷机房等组成。库房内侧必须经过绝缘隔热等技术处理，库门应设置"风幕"，其启动与库门启闭同步。在库房与外界连接处应配建"缓冲房"，使出库商品首先在"缓冲房"内短暂停留缓慢升温，避免商品表面产生"结露"而受潮。冷风库房内的温度，通常应控制在 2 ~ 10℃，相对湿度以 70% 为宜。

2. **空调库房**　库房的结构应按照不同的需求，采取多种隔热、隔气等材料进行密闭，以保持库内外隔绝。库房单间面积一般不宜过大，以 20 ~ 30m² 为宜，以利于温湿度的控制。通常库内的温度可控制在 20 ~ 25℃，当库内温度保持在 20℃ 以下时，对储存商品的养护更为有利。

（五）**专储库房**

中药仓库专储库房是按照部分中药的特殊性能以及经济价值等储存保管要求，分别设置库房集中储存保管，可加强管理，既能符合《药品管理法》的贮藏要求，又能开展适宜的养护措施，方便作业。

1. **毒麻品库房**　系医疗用毒性、麻醉品中药的专储库房。是根据《药品管理法》和相关医疗用毒性药品、麻醉药品管理方法等法规要求而设置的。一般建成小型库房，有坚固的防护设施，库内凉爽干燥，备有特制的固定容器。

2. **危险品库房**　根据《中华人民共和国消防条例实施细则》及《仓库防火安全管理规则》的规定，必须严格对易燃易爆药品实行妥善储藏。库房应单独修建，有明显的标志，与其他库房应保持有 20m 的距离。对储藏性质不同及安全防治方法有异的中药，应有可靠的隔离墙分储，以确保储存安全。

3. **细贵类库房**　中药商品的贵重品种，经济价值大，保管责任重，必须设有专库贮藏。库房结构应坚固，配有可靠的安全防盗设施，养护要求严格，除设有相应的特制容器外，还应配置降温除湿等设备。

4. **动物类库房**　中药的动物类商品，如蛤蚧、全蝎、地龙、鳖甲、金钱白花蛇等，大多具有特异的气味，储存过程中极易产生虫蛀、霉变、泛油等变异现象。专储库房进行动物类中药的专门储存可防止与其他药物的串气，也有利于集中采取养护措施。这类库房应配有防潮、防热的设备，并应有防治仓虫的条件和设施。

项目三　中药仓库的库区布局

中药仓库的库区布局主要包括仓库总平面布局、仓储作业区布置、库区内部布置三项内容。

一、中药仓库总平面布局

（一）总平面布局要求

中药仓库总平面布局应考虑如下要求：①方便仓库作业和药品的安全储存。②最大限度地利用仓库的面积。③有利于充分使用仓库设施和机械设备。④防止重复搬运、迂回运输和避免交通阻塞。⑤符合仓库目前需要与长远规划，尽可能减少将来仓库扩建对正常业务的影响。⑥符合仓库安全及消防要求。

（二）库区布局分区

按照《药品经营质量管理规范》（GSP）要求，药品经营（批发和零售连锁）企业应有与其经营规模、经营范围相适应的仓库，仓库内部区域应分成药品储存作业区，辅助作业区，办公生活区。

1. 储存作业区　储存作业区为仓库核心部分，是仓库用于收发中药储存、分类、整理、加工、包装的场所，包括库房、装卸中药的货场以及整理、分类、包装等场地。储存作业区的布置应保证储存中药安全、收发迅速、装卸搬运便当及仓容合理利用。各作业场所的布置，应与仓库业务顺序相一致，使各作业环节密切衔接，以便加速作业流程。

2. 辅助作业区　辅助作业区是仓储作业的辅助场所，通常包括验收养护室、中药标本室等场所。主要是为中药储存保管业务服务的。

3. 办公生活区　办公生活区是仓库的行政管理机构和生活服务设施的场所，包括办公室、宿舍、汽车库、食堂、文体活动室、浴室等。办公生活区应当与中药储存作业区、辅助作业区分开一定距离或有隔离措施，以减少人员往来对仓储作业的影响和干扰，保证作业安全和中药储存安全。

二、中药仓储作业区布置

中药仓储作业区应合理布置，以主要库房为中心，对各个作业区域加以科学、合理地布局。各个库房作业区的布置，力求做到最短的作业线路和最少的道路占用面积，减少库内运输的距离，合理配置相应的机械设备，以提高库房面积利用率和工作效率。

（一）考虑因素

1. 吞吐量　通常将中药吞吐量大和出入库频繁的库房组，布置在库区中央靠近出入作业区的地方或接近库内运输总干线，以方便出入库的装卸、搬运和运输等作业；吞吐量不大的中药品种和出入库不频繁的及存放笨重物品的库房组，布置在库区的两翼或后部。

2. 机械设备使用特性　根据储存中药的不同性能和装卸、搬运要求，不同库房内应合理地配置各种作业机械设备，如电瓶车、输送叉车、吊车以及中药分区保管分拣自动化系统等，以适应每种设备的具体使用要求和最经济的运输半径。

（二）作业流程的合理布局

1. 最有效地利用空间　科学、合理布局库内各个作业场所，不仅对地面面积要合理使用，而且对仓库空间也应科学、合理利用，以便最大限度地利用库容。

2. 单一的物流方向　在设置库房、道路的位置时，应符合单一的物流方向，即仓库

10

的货物卸车、验收、存放地点之间的安排，必须适应仓储作业流程，按照一个方向流动，以保证物品单一的流向。

3. 最少的作业环节　应不断提高装卸作业的机械化程度，尽可能实现作业的连续化，从而提升装卸效率、缩短装卸时间；尽可能地减少一些作业环节，以加速作业的进度，降低仓储成本。

三、中药库区内部布置

中药库区内部布置应在保证中药储存需要的前提下，按照仓储作业的功能特点和 GSP 的要求，充分考虑库房内作业的合理组织，根据药品堆码的方式和方法，决定作业通道的宽度和合理安排作业通道，保证科学、合理地利用库房空间。库区内部主要由中药储存区、收发货作业区及作业通道组成。

中药库区内部货区布局形式的设计应适应仓储作业的要求，便于仓储业务的开展，要以最便捷的搬运方式、最优的货物进出渠道为目标。货区平面布局的形式主要有横列式、纵列式、纵横式和倾斜式等（图2-1）。

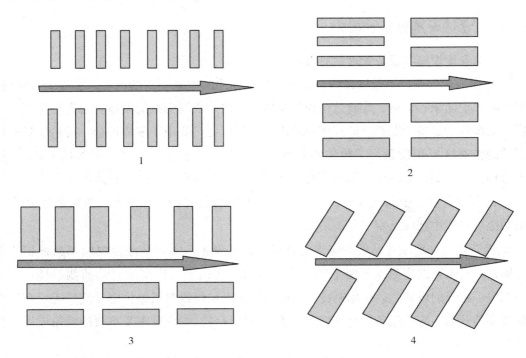

图2-1　货区平面布局示意图
1. 横列式　2. 纵列式　3. 纵横式（或混合式）　4. 倾斜式

1. 横列式布局　是指货垛或货架的长度方向与药库的宽平行。这种布局的优点是主要通道长且宽，副通道短，有利于货物的存取、检查；有利于机械化作业，便于主通道业务的正常开展；采光和通风条件好。其缺点主要是主通道占用面积多，仓库面积的利用率会受到影响。

2. 纵列式布局　是指货垛或货架的长度方向与药库的宽垂直。其优点是仓库平面利用率高。缺点是货物的存取不方便，通风和采光不利。

3. 纵横式布局　是指在同一保管场所内，横列式布局和纵列式布局兼而有之，可以综合利用两种布局的优点。

4. 倾斜式布局　是指货垛或货架的长度方向与药库的宽和主通道成一定夹角。其优点是便于叉车作业、缩小叉车的回转角度、提高作业效率。

项目四　中药仓储设施设备

仓库除主体建筑之外，一切进行仓储业务所使用的设备、工具、用品和仓库管理系统，统称为仓库设备。仓库设备对提高劳动效率、减轻劳动强度、缩短药品进出库时间、改进药品堆码、维护药品质量、充分利用仓容和降低保管费用等，均有重要作用。

一、仓储设施设备的要求

GSP 对仓库设施与设备管理的要求如下：

1. 库房应当配备以下设施设备：①药品与地面之间有效隔离的设备。②避光、通风、防潮、防虫、防鼠等设备。③有效调控温湿度及室内外空气交换的设备。④自动监测、记录库房温湿度的设备。⑤符合储存作业要求的照明设备。⑥用于零货拣选、拼箱发货操作及复核的作业区域和设备。⑦包装物料的存放场所。⑧验收、发货、退货的专用场所。⑨不合格药品专用存放场所。⑩经营特殊管理的药品有符合国家规定的储存设施。

2. 经营中药材、中药饮片的，应当有专用的库房和养护工作场所，直接收购地产中药材的应当设置中药样品室（柜）。

3. 经营冷藏、冷冻药品的，应当配备以下设施设备：①与其经营规模和品种相适应的冷库，经营疫苗的应当配备两个以上独立冷库。②用于冷库温度自动监测、显示、记录、调控、报警的设备。③冷库制冷设备的备用发电机组或双回路供电系统。④对有特殊低温要求的药品，应当配备符合其储存要求的设施设备。⑤冷藏车及车载冷藏箱或保温箱等设备。

二、仓储设施设备的种类

1. 装卸搬运设备　是仓库用来提升、堆码、搬运药品的机械设备。如起重机、叉车、堆码机、手推车、拖车、各式平面传送装置和垂直传送装置等。

2. **保管设备** 是用于保管环节的基本物质设施，其完善程度是仓库维护中药质量可靠程度的标志之一，如托盘、垫板、货架、货橱等。

3. **计量设备** 是仓库进行中药验收、发放、库内周转以及盘点等各项业务必须采用的度量衡工具，如磅秤、杆秤、台秤、天平秤、自动称量装置、直尺、折尺、卷尺、卡钳、游标卡尺、千分卡尺等。

4. **养护设备** 是指仓库用来进行商品在库储存与养护的设施设备。如：①检测调节温湿度的设备：空调、除湿机、温湿度检测仪等。②避光设备：可采用石棉砖或水泥砖设置库顶隔热层，或其他适宜材料制成遮阴棚。③通风照明保暖设备：通风设备有抽（排）风机、各式电扇、联动窗户启闭装置等，符合安全用电要求的照明设备，保暖设备主要有暖气装置等。④防鼠、防虫、防鸟设备：电猫、鼠笼、粘鼠板等。⑤经营中药饮片的企业仓库还应有饮片储存箱。⑥储存特殊中药的安全专用保管设备：保险柜等。⑦用于储存需冷藏药品（如生物制品、脏器制剂等）的电冰箱或小冷藏库。⑧防尘、防潮、防霉、防污染的设备：纱窗、门帘、灭蝇灯、吸湿机等。⑨冷库冷链设施设备：用于冷库温度自动监测、显示、记录、调控、报警的设备和冷库制冷设备的备用发电机组，或双回路供电系统、冷藏车及车载冷藏箱或保温箱等设备。

5. **检验设备** 是指仓库用来进行商品入库验收的设施设备。如验收养护室应配有千分之一天平、澄明度检测仪、标准比色液等；经营中药材、中药饮片的还应配备水分测定仪、紫外荧光灯、解剖镜或显微镜；验收养护室、中药样品室应有必要的防潮、防尘设备并备有空调。

6. **消防设备** 是保障仓库安全必不可少的设备，如消防车、各种灭火机、灭火弹、电动泵、水枪、蓄水池、各式消火栓、砂土箱、消防水桶、消防云梯、各种报警器等。

7. **安全防护用品** 是指保障仓库职工在各项劳动作业中身体安全的用品，如工作服、安全帽、手套、护目镜、口罩、防毒面具、耐酸绝缘的胶鞋等。

8. **计算机管理系统**

（1）**企业计算机系统基本要求** GSP对药品经营管理企业计算机系统做了如下规定：

1）企业应当建立能够符合经营全过程管理及质量控制要求的计算机系统，实现药品质量可追溯，并满足药品电子监管的实施条件。

2）企业计算机系统应当符合以下要求：①有支持系统正常运行的服务器和终端机。②有安全、稳定的网络环境，有固定接入互联网的方式和安全可靠的信息平台。③有实现部门之间、岗位之间信息传输和数据共享的局域网。④有药品经营业务票据生成、打印和管理功能。⑤有符合本规范要求及企业管理实际需要的应用软件和相关数据库。

3）各类数据的录入、修改、保存等操作应当符合授权范围、操作规程和管理制度的要求，保证数据原始、真实、准确、安全和可追溯。

4）计算机系统运行中涉及企业经营和管理的数据应当采用安全、可靠的方式储存并按日备份，备份数据应当存放在安全场所，记录及凭证应当至少保存5年。疫苗、特殊管理的药品的记录及凭证按相关规定保存。

（2）中药仓库信息系统　包括仓储管理系统（Warehouse Management System，WMS）、医药 ERP 系统和仓库电子标签辅助拣货系统（CAPS）等。

仓储管理系统（WMS）是物流中心物流管理信息系统的代名词。WMS 应包括物流中心业务过程的各个领域的信息系统，包括订单处理、入出库作业运输、仓储作业、拣选作业、输配送作业等，是一个由计算机网络、应用软件及其他高科技的物流设备通过计算机网络将供应链上下游连接起来的纵横交错的立体的动态互动的系统。

ERP 系统是企业资源计划系统（Enterprise Resource Planning）的简称，它是建立在信息技术基础上，集信息技术与先进管理思想于一身，以系统化的管理运行模式，为企业员工及决策层提供决策手段的管理平台。覆盖了客户、项目、采购、供应、库存和生产等管理工作，通过优化企业资源达到资源效益最大化。企业建立起 ERP 系统后就能够实时控制并记录药品经营各环节和质量管理全过程。

电子标签辅助拣货系统又称 CAPS（Computer Assisted Picking System），是采用先进电子技术和通信技术开发而成的物流辅助作业系统，通常使用在现代物流中心货物分拣环节，具有拣货速度快、差错率低、效率高、标准化、无纸化的作业特点。电子标签辅助拣货系统作为一种先进的作业手段，与仓储管理系统或其他物流管理系统配合使用效率更高。电子标签辅助拣货系统通常是一组安装在货架储位上的电子设备，通过计算机与软件的控制，依照灯号和数字显示作为辅助工具，引导拣货人员快速、准确、轻松地完成拣货工作。其拣货模式有摘取式拣货（DPS）和播种式拣货（DAS）。

三、 仓储设施设备的校准与验证

（一）校准与验证的目的

加强仓储设施设备的校准与验证管理，以保证对仓储设施设备进行有效控制，保证检测数据的真实、准确、有效，确保药品的质量安全。

（二）校准与验证的范围

GSP 对药品经营管理企业仓储设施设备的校准与验证进行了如下规定：

1. 企业应当按照国家有关规定，对计量器具、温湿度监测设备等定期进行校准或检定。

企业应当对冷库、储运温湿度监测系统以及冷藏运输等设施设备进行使用前验证、定期验证及停用时间超过规定时限的验证。

2. 企业应当根据相关验证管理制度，形成验证控制文件，包括验证方案、报告、评价、偏差处理和预防措施等。

3. 验证应当按照预先确定和批准的方案实施，验证报告应当经过审核和批准，验证文件应当存档。

4. 企业应当根据验证确定的参数及条件，正确、合理使用相关设施设备。

（三）校准与验证的要求

1. **职责** 企业质量管理部门负责组织仓储、运输等部门共同实施校准与验证工作，质量负责人负责校准与验证工作的指导、监督、协调与审批等。

2. **验证计划** 企业应当按照《药品管理法》《药品经营质量管理规范》及其实施条例等质量管理体系文件的规定，按年度制定验证计划，根据计划确定的范围、项目、日程实施验证工作。

3. **验证实施** 企业可根据验证方案实施验证以下内容：

（1）相关设施设备及监测系统在新投入使用前或改造后需进行使用前验证，对设计或预定的关键参数、性能及条件进行确认，确定实际的关键参数及性能符合设计或规定的使用条件。

（2）当相关设施设备及监测系统超出设定的条件或用途，或是设备出现严重运行异常或故障时，要查找原因、评估风险，采取适当的纠正措施，并跟踪效果。

（3）根据相关设施设备和监测系统的设计参数以及通过验证确认的使用条件，分别确定最大的停用时间限度；超过最大停用时限的，在重新启用前，要评估风险并重新进行验证。

（4）对相关设施设备及监测系统进行定期验证，以确认其符合要求，定期验证间隔时间不超过 1 年。

不具备独立验证能力的企业可以与第三方机构共同实施确认和验证工作，但企业应当全程参与，确保验证实施过程符合 GSP 要求。

项目五　中药仓库温湿度管理

中药商品在库储存期间，由于受到温湿度等因素的影响，可能出现各种质量变异。因此，必须加强中药仓库温湿度管理，严格控制仓库的温湿度，仓库应配有监测、调控温湿度的设备，以便采取相应的防护调节措施，保证中药质量。

一、温湿度的基本概念

（一）温度

温度是表示空气冷热程度的物理量。大气温度、库房内温度和商品体温是进行中药安全储存经常接触到的三个表示冷热程度的物理量。通常情况下，大气温度决定着库内温度和商品体温，后者随着前者的变化而变化。

1. **大气温度** 简称气温，来源于太阳辐射的热能，太阳通过短波辐射把热能传到地球表面，地面接收太阳辐射后，以长波的辐射形式把热能传给近地面的空气，使靠近地面的空气发热，温度升高。反之，地面温度就逐渐冷却。这样地面空气就有了冷热之分。

2. **库房温度** 指库房内空气的冷热程度。库内温度的变化通常要比大气温度晚 1～2 小时，同时温度变化幅度也相应减少。这是因为库房受到建筑物（如墙壁、窗户、屋顶）的限制而造成，限制的程度与库房建筑的结构质量等有关。建筑物的隔热程度好，传入库内的热量就少。

3. **商品体温** 表示商品冷热程度的物理量，称为商品体温。商品体温，一般以商品垛温的高低来表示。热传递总是自发地从温度高的一方向温度低的一方进行。当库温比垛温高时，热空气以对流方式向商品垛传递，使商品垛表面温度升高。商品垛表面又以热传导方式向内部进行传递，直到垛温完全一致时为止；当垛温高于库温时，商品垛表面就把热散发到空气中。

（二）湿度

空气中含有一定量的水蒸气，空气中的水蒸气含量越多，就越潮湿，反之就越干燥。空气的干湿程度或空气中水蒸气的含量，就叫空气的湿度。空气湿度的表示法有：

1. **绝对湿度** 是指单位体积内的空气中实际所含的水蒸气量，用密度单位"g/m^3"表示。

2. **饱和湿度** 是指在一定温度下每一立方米空气中所含有水蒸气量的最大限度，以"g/m^3"表示。通常情况下，饱和湿度随温度的上升而增大。在一定温度下，空气的饱和湿度是固定不变的。

3. **相对湿度** 是指一定温度下，单位体积空气中实际含有水蒸气量（绝对湿度）与同温度同体积的空气饱和水蒸气量（饱和湿度）之比，通常以百分比表示。

相对湿度是衡量空气中水蒸气饱和程度的一个指数，相对湿度小，就表示空气距同温度下的饱和湿度远，空气较干燥，水分容易蒸发；相对湿度大，就表示距离同温度下的饱和湿度近，空气较潮湿，水分不容易蒸发。当空气中相对湿度达到 100% 时，水分不再蒸发，空气中水蒸气达到饱和状态，即空气达到饱和湿度，超过饱和湿度，水蒸气则会凝结为水珠而附着在物体表面。所以，相对湿度的大小直接影响中药质量，空气相对湿度大，易使中药受潮而发生霉变、潮解、虫蛀等质量变异。

二、 温度与湿度的变化规律

（一）大气温度变化规律

通常情况下，大气温度的变化可分为周期性变化和非周期性变化两类。周期性变化又有日变化和年变化之分。

1. 周期性变化

（1）日变化 即一昼夜内气温的变化。日变化是比较复杂的，主要与太阳辐射及辐射角度有关。通常情况下，一日之中，日出前气温最低，日出后气温逐渐升高，到午后 2～3 时气温达到最高点，以后又逐渐降低，直到次日日出前达到最低点。昼夜中最高与最低气温的差值，称气温日变幅或气温日变差。气温日变化因不同地区的气候特点而具特定的规律，系受纬度、季节、地形等因素影响所致。

（2）年变化 即一年中气温的变化规律。一年中气温最低的月份内陆多在 1 月份，沿海则多在 2 月份；一年中气温最高的月份多在 7 月份（沿海个别地区在 8 月份），全国各地普遍出现高温；一年中平均气温多处在 4 月底及 10 月底。

2. 非周期性变化 为不正常的偶然性变化，没有固定时间和周期规律，如风、雨、雾、雪、寒流、霜冻、暖流等，往往造成气温的突然变化，给中药储存与养护增加难度和意外损失。

（二）大气湿度变化规律

1. 日变化

（1）绝对湿度 绝对湿度日变化可分为单峰型及双峰型两种。①单峰型：绝对湿度在一日中各出现一次最高、最低值。一般是日出前出现最低值，到午后 2～3 时出现最高值，多见于沿海地区及内陆的秋、冬季。②双峰型：绝对湿度在一日中各出现两次最高、最低值，第一次最低值出现在接近日出前，此时气温低，空气蒸发的水汽量少，则绝对湿度低；上午 8～9 时随着气温的升高使空气中蒸发的水汽量逐渐增多，绝对湿度出现第一次最高值。随后空气对流逐渐增强，午后 2～3 时气温最高值的出现使绝对湿度出现第二次最低值；此后，气温渐低，空气对流减弱，到晚上 8～9 时则出现绝对湿度的第二次最高值。这种变化多为夏季大陆气候。

（2）相对湿度 相对湿度的日变化与温度的日变化正好相反。一般是日出前气温最低，相对湿度最大，日出后逐渐变小，到午后 2～3 时达到最低值，以后随着气温下降而逐步增大，直到次日日出前又达到最高值。

2. 年变化

（1）绝对湿度 绝对湿度的年变化主要受温度的影响，一般是夏季气温高，蒸发旺盛、迅速，绝对湿度大，最大值出现在七、八月份。冬季气温低，蒸发减慢，绝对湿度

17

小，最低值出现在一、二月份。

（2）相对湿度　相对湿度的年变化是比较复杂的，一般来说，在我国深居内陆的西北地区，相对湿度最高值多出现在冬季，最低值则在夏季。但在我国大部分地区，如在沿海及江河流域等地，夏季因受季风影响，从海洋夹带大量水汽，相对湿度可达最高值；冬季因受内陆干燥空气季风影响，相对湿度就较低。

（三）库内温湿度变化

1. 库内温度变化　主要受大气温度变化的影响，与大气温度变化规律基本一致，一般库内最高温度比库外最高温度略低；库内最低温度比库外最低温度稍高。夜间库内温度比库外高；白天库内温度比库外低。同时库内上部比下部温度高，背阴面温度比向阳面低。靠近门窗处容易受库外温度影响，而库内深处温度较稳定。另外，库内温度变化还与库房的建筑结构，坐落方向，库内储存中药种类、性质及堆垛垛型等有关。

2. 库内湿度变化　主要受大气湿度变化的影响，与大气湿度变化规律基本一致，一般库内向阳一面相对湿度偏低，背阳一面往往偏高；库房上部相对湿度低，接近地面部分相对湿度偏高。此外，库内湿度变化还与库房的建筑结构及储存中药自身的含水量等因素有关。

（四）我国温湿度分布概况

1. 温度分布　我国冬季南北温差大，北方严寒，每年的 1 月份为冬季代表月，全国温度均低，大陆地区多有 0℃ 以下的气温，在内蒙古、东北等地气温都在 −10℃ 左右；夏季南北温差小，普遍高温，每年的 7 月份为夏季代表月，全国各地普遍高温，南北多可超过 35℃，部分地区可达 40℃ 以上。

2. 相对湿度分布

（1）年平均相对湿度　长江流域及以南地区约在 70% 以上；四川西部、贵州东部、湖南、湖北、台湾及沿海等地可达 80%，为年平均相对湿度最高地区。

（2）冬季相对湿度　分布大致与全年相近。夏季沿海地区变化最显著，因受东南季风影响而使相对湿度普增至 80% 左右。除西北地区外，全国大部分地区都应做好防潮措施。

三、 温度与湿度的控制和调节

（一）温湿度的测定

1. 温度的测定　通常测量室温用普通温度计，但在中药仓库内常需要知道每天的最高和最低温度，掌握其温度变化的规律，以便改善储存条件，可采用适宜的温度计，最常用的有以下几种：

（1）普通温度计　感应材料通常为水银或酒精，是利用热胀冷缩的原理制成用于测量空气温度的仪器，可分为水银温度计和酒精温度计。水银温度计可测量的最低温度为

-36℃,酒精温度计可测量低于-36℃的温度值。

（2）最高最低温度计　是一支同时填装酒精和水银的 U 形玻璃弯管，左边支管指示最低温度，右边支管指示最高温度，两管中均有玻璃针，当温度升高时，左管内乙醇膨胀，挤压水银向右管移动，同时将右管水银面上的指针向上推动，指示最高温度。反之，温度下降则左管水银面上的指针移动，即指出最低温度。这种温度计可以自动记录一定时间间隔的最高和最低温度。

（3）自记温度计　是利用双金属片感温后膨胀带动指针，记录库内每日、每时之温度变化过程，分感温和记录两部分，记录分一昼夜及一周两种，是连续记录空气温度变化的自记仪器。可以从其自动连续记录中，掌握库内外温度的变化规律，也可以找出一定时间内最高最低温度和任何时间点出现的气温值。

（4）电子式温度计　温度是靠热敏电阻或热偶来测量的，电子式温度计测量比较准确。

2. 湿度的测定　在仓储保管养护工作中应不断检查、测量库内的相对湿度，以便及时采取相应的调节措施。常用的湿度测定仪器有干湿球温度计、电子式湿度计、毛发湿度计等。

（1）干湿球温度计　简称干湿度计，是由两支温度计平行地固定在刻有度数的木板上，左边温度计下端的球体部分由纱布包裹，并将纱布条浸在盛水的玻璃管中，由于纱布吸水使温度计球体保持湿润，该温度计称为湿球，另一支温度计称为干球。在相对湿度不饱和时，水分会蒸发，需要吸收热量，所以湿球显示的度数常比干球低，空气愈干燥，两球所显示的度数差值越大。当空气相对湿度达到 100% 时，干、湿两球的温度差值很小或完全相同。根据这一原理，利用干球与湿球的温度差，由相对湿度表可直接查出当时的相对湿度。

（2）电子式湿度计　湿度是靠湿敏电容或湿敏电阻来测量的，是现在仓库常用的湿度测量仪器。在仓库使用过程中，应避免日光直接照射，悬挂在空气流通的地方，但不得靠近仓库门窗，其高度一般以 1.5m 为宜。

（3）毛发湿度计　是利用脱脂毛发或合成纤维等吸收水分时伸长，在干燥时缩短的原理制成。将毛发与一指针相连，带动指针转动，可以直接从刻度盘上读出相对湿度数据。其操作简单，但精确度差。

（二）温度的控制和调节

温度与储存中的中药商品质量变化关系极为密切，温度高则中药商品易发生各种质量变异，温度低又容易使某些中药商品发生冻结等质量变异。为了保证中药商品在储存过程中的质量稳定，必须对库内温度进行控制和调节，使其达到适应中药商品性能要求的温度。

1. **通风降温** 通常可分为自然通风和机械通风两种方式。自然通风是根据空气自然流动的规律，使库内、库外的空气交换，以达到调节库内空气温度、湿度的目的，是一种简便、经济的通风方式。机械通风是利用机械设备，使库房内、外的空气通过循环得以更换的一种降温方法。

2. **避光降温** 在库房外搭天棚或在库顶上 30～40cm 外搭凉棚，并在日光曝晒的墙外也搭上凉棚，以减少日光的辐射热，使库内温度下降。

3. **空调降温** 利用中央空调设备或空调机来调整库内温度，现已是各大、中、小型药库采用的主要降温措施。应注意按不同药品的储藏要求调节适宜的储存温度。

4. **保温** 在寒冷季节，一些怕冻的中药商品，应采取保温的措施使储品不受冻。可在仓库顶棚、门窗安装一些保温装置，并使门窗严密关闭；亦可采用冷暖型空调设备提高并保持库内温度；有暖气条件的地方，可在库内靠墙处安装暖气片，但应注意暖气片、暖气管与中药商品隔一定距离。

（三）湿度的控制和调节

GSP 规定药品仓库相对湿度以 35%～75% 为宜，通常可采用密封防潮、通风降潮、吸湿降潮等方法，对库内的相对湿度进行控制和调节。

1. **密封防潮** 是指采取不同的形式隔绝外界空气中的潮气侵入，避免或减少空气中水分对中药的影响，以达到防潮目的。根据中药的数量和性质，可采用密封货垛、密封货架、密封药箱及密封药库等形式。

密封前必须做到：①中药及包装含水量在安全限度内。②去除蛀、霉等变异不合格部分。③密封材料须洁净、干燥。④库内湿度应在安全限度内，尽可能在梅雨季节前密封。

2. **通风降潮** 可采取自然通风和机械通风降潮两种方式。

自然通风是利用空气自然流动的作用，促使库内外空气加快对流，以达到除湿降潮的目的。当库内温度、相对湿度高于库外时，可打开门窗进行通风；当库内温度、相对湿度都低于库外时，应密封门窗，不可通风；当库外温度略高于库内，但不超过 3℃，且相对湿度低于库内时，可通风；当库外温度高于库内 3℃ 以上时，虽库外相对湿度低于库内，亦不宜通风；当库外相对湿度高于库内时，虽库外温度低于库内，亦不宜通风。一日之中，通常应在上午 8～12 时，当温度逐渐上升、湿度逐渐下降时通风较为适宜。

机械通风降潮是利用机械设备除去仓库环境中的水汽，以降低相对湿度的一种除湿方法。常用的通风除湿设备有排气扇、垛底通风驱潮机等，适用于各种潮湿仓库湿度的控制和调节，是除湿降潮比较好的方法。

3. **吸湿降潮** 是采用吸湿剂或除湿机来吸收库内空气中多余的水分，以达到降湿的目的。一般常用的吸湿剂有生石灰、硅胶、氯化钙、活性炭等。

吸湿剂用量可参考下列公式计算：

$$吸湿剂用量 = \frac{库房容积（原有相对湿度-最终相对湿度）×同温度下饱和湿度}{每千克吸湿剂的吸水量}$$

四、 温度与湿度的自动监测

按照 GSP 的要求，企业应当在药品仓库及运输冷藏、冷冻药品的设备中配备温湿度自动监测系统。该系统应当对药品储存过程中的温湿度状况和冷藏、冷冻药品运输过程中的温度状况进行实时自动监测和记录，有效防范贮藏运输过程中可能发生的影响药品质量安全的风险，确保药品质量安全。

温湿度自动监测系统由测点终端、管理主机、不间断电源及相关软件组成。各测点终端能够对周边环境温湿度进行数据的实时采集、传送和报警；管理主机能够对各测点终端监测的数据进行收集、处理和记录，并具备发生异常情况时的报警管理功能。系统应当自动生成温湿度监测记录，内容包括温度值、湿度值、日期、时间、测点位置、库区或运输工具类别等。

项目六　中药仓库安全管理

一、 仓库安全管理的范围

中药仓库的安全包括仓库工作人员的人身安全、储存中药商品的安全管理和仓储设施设备的安全管理。

（一）仓库工作人员人身安全管理

中药的装卸、搬运、堆码和熏蒸等作业，存在一定的危险性，仓库工作人员在进行作业时，要严格按照规程操作，避免意外事故发生，造成人身伤害。企业应重视对仓储工作人员的劳动保护，按岗位需要配备工作服、手套、口罩、安全帽等劳保装备。从事冷藏冷冻作业的人员应配备防寒服，从事熏蒸作业的人员应配备防毒面具。

（二）储存中药商品安全管理

中药商品必须在适宜的温湿度条件下进行储存养护，以防止其发生质量变异。要做好防火、防盗、防破坏等方面的管理工作。仓库应做到门窗严密、牢固。库区要设立"仓库重地，严禁烟火""仓库重地，未经允许，严禁入内"等警示性标识。仓库进出口安装门禁系统或采取警卫员值班制度，避免非仓库工作人员随意进入，以降低中药被污染或被盗的风险。库内可结合企业实际情况安装防盗报警装置或全天候视频监控系统，如在毒性药材库、细贵药材库加装在线监控系统等。

（三）仓储设施设备安全管理

中药仓库在进行新建或改、扩建的设计时，要充分考虑到库房管理的安全因素，充分考虑防震、防灾需求，降低库房因自然灾害带来的风险。仓库建设过程中必须加强施工现场管理，所用建筑材料必须符合设计要求，各项工程指标均不能低于设计值。

仓库应采用具有较高安全系数的作业设备、作业机械，并定期进行检修维护，保证设备能正常运行。使用设备时，要严格按照操作规程或使用说明书操作使用，避免发生安全事故。

二、 仓库消防安全管理

中药仓库的消防工作，是确保仓库安全的首要任务，要贯彻"以防为主，以消为铺"的方针，全员动员，认真对待，防患于未然。

（一）组织措施

仓库除建立专职或兼职消防队伍以外，仓库领导应有专人分管安全消防工作，并根据库区地段划分消防区域，指定地段的消防负责人，实行"分级管理，分区负责"的原则，做到使责任到区到人，分工明确，职责清楚。还要根据商品储存情况和防火责任区域范围制定具体的灭火规划。要坚持对全体职工进行安全消防的教育与培训，定期开展安全教育与安全消防知识培训和演习，新职工和转岗人员必须经过安全消防知识培训后才能上岗工作。

（二）业务措施

仓库应把消防工作落实到业务领域，以控制不安全因素的产生。

1. 储存易燃、易爆等危险品要分别设专用仓库；性能相抵触的商品要分开储存。

2. 库房商品堆码应按规定保持"五距"（墙距、柱距、顶距、灯距、垛距），尤其要注意保持商品同电源（灯泡、开关、电线）的规定距离。

3. 库区内不得搭建违章建筑，不得在防火间距内堆放可燃物品，不得阻碍建筑物间的消防通道，安全门、疏散楼梯和走道要保持畅通。

（三）火源和电源管理措施

加强火源、电源管理，严格控制火源、电源和其他一切火患因素，是做好防火工作的先决条件。

严禁火种入库，职工、外来人员和车辆入库，必须查留火种；库区内严禁吸烟，库区、库房发现火柴梗和烟蒂视为火种入库。仓库区与生活区要严格分离开。要严格明火管理，库区如确需动用明火，必须履行用火审批手续，在现场要放置相应的消防器材，责成专人看管。电瓶车、叉车和易引起火花的手推车进入储存易燃、易爆的危险品库房，须有防爆或防火溅出装置。库房顶部要安装感烟报警器，库房须安装报警装置。

在电源管理方面，库区生产、生活用电必须分开，电线和电器设备必须按照设计规范由正式电工安装、维修，库区内老化、裸露的电线须及时更换。库房内使用的照明灯具，须符合公安消防部门的规定。库房门外应单独安装电源开关箱，保管人员离岗时须锁门、拉闸断电。按照国家有关防雷设计安装规范的规定，设置防雷装置，并在每年雨季前检测，保证有效。

（四）安全灭火措施

仓库一旦发生火灾，应迅速地采取有效措施将火扑灭。当中药仓库发生火灾时，除应断绝电源、搬移可燃物等外，必须根据中药商品的特性，采用相应的灭火方法。

1. 隔离法　火灾发生时，将附近的可燃物搬至安全地带。如一时不能搬走而火力即将延及的可燃物应迅速拆除，形成隔离带，以防火势蔓延、扩大。

2. 窒息法　将燃烧物与空气隔绝，使燃烧物失去氧的助燃作用而熄灭的方法叫窒息法。用砂土、湿棉被、灭火器喷出的粉末或泡沫覆盖燃烧物。氧浓度降到16%以下即可窒息火苗。

3. 冷却法　将燃烧物的温度降低到燃烧点以下，使火熄灭的方法叫冷却法。最普遍使用的冷却法是用水灭火的方法。但有些易燃品或遇水燃烧的药品，如用水施救不仅不能灭火，反而会使火势扩大；如松节油等油剂类，不能用水灭火，因它们不溶于水且比水轻，水的冲击反而使燃烧物向四周飞溅引起更大的灾害；一些忌水、遇水发生剧烈反应的中药，不能用水灭火；贵重中药被水浇泡，质量会大受影响，不宜用水灭火；电器类医疗仪器也不宜用水灭火。

（五）常用灭火器的种类和用途

灭火器是一种用于扑灭火患初起的轻便、易用灭火消防器材。各种灭火器有其不同的用途，使用时要根据火灾的具体情况选择。

1. 二氧化碳灭火器　适用于扑灭易燃药品、贵重药品、精密仪器、电子设备、档案资料、小范围油类等火灾，不适宜于金属钾、钠、镁、铝的灭火。

2. 干粉灭火器　可适用于油类、可燃气体、电器设备、遇水易燃物质及一般物品的初起火灾。

3. 泡沫灭火器　适用于油类等可燃液体及一般固体的初起火灾，不能用于忌水的化学物品的扑救。

4. "1211"灭火器　属于卤代烷型灭火器，适用于扑救各种油类、有机溶剂、可燃气体和电器设备等初起的火灾，其绝缘性好，具有灭火时不污损物品，灭火后不留痕迹，灭火速度快，效率高的优点。

5. 酸碱灭火器　属于水型灭火器，适用于扑灭一般物品引起的火灾，不宜用于电器设备、油类等引起的火灾。

6. 四氯化碳灭火器　适用于扑灭电器、油类及贵重仪器设备等引起的火灾，不能扑救金属钾、钠、镁、铝、乙炔、乙烷、二硫化碳等的火灾。

复习思考

1. 简述中药仓库的职能。

2. 说出 GSP 对药品经营企业的仓储设施设备的具体要求。

3. 说出 GSP 对药品经营企业计算机系统的具体要求。

4. 什么是相对湿度？

5. 简述仓库湿度的控制和调节措施。

6. 说出仓库安全管理的范围。

模 块 三
中药仓库作业管理

【学习目标】
1. 掌握中药仓库进、出、储存环节各项基本作业内容与要求。
2. 熟悉中药仓库作业管理各个环节的流程。
3. 了解特殊中药商品在入库和在库养护环节的特殊处理方法。

中药仓库作业是由中药商品入库、在库管理和出库三个基本环节组成，在岗位上各有不同的作业内容，在组织形式或构架上却是关系密切相互配合的整体。

项目一 中药商品入库

中药商品入库包括现场收货、商品验收、检斤过磅、搬动堆码、记账和开出储存凭证等一系列作业活动。

一、收货作业

收货作业是仓库作业的开始，收货人员要依据收货凭证，逐一核实商品的名称、生产企业、产品合格证、规格、数量、包装质量检查等，点准后收货。若货与单不符，或者大包装有质量问题，应拒绝收货，并及时和采购部门等相关部门联系处理。收货作业要求做到及时、准确、有序。作业程序如下：

（一）安排卸货场地

指导运输人员按指定场地卸货，并注意商品包装情况，如发现破损、污染、水湿等现象，应及时检出处理。

（二）点准收货件数

1. **逐件点收**　对卸落散乱的货包，应理清货包件数后，逐件清点，累计总数。

2. **堆码点收**　对品种单一、包装一致的可集中统一堆码，方便计数。

（三）办理交接手续

1. **收货人员在送货单上签收**　签收时，若货物有以下现象：货包数量不符、破损、污染、水湿等，应让送货人员验看后，收货人员在送货单上注明情况，做好记录，以便查询，并及时向有关部门联系处理。

2. **通知检验员验收**　收货人员签收完毕，需要及时向检验员交代现场收货情况。对细贵商品、毒性药品、麻醉药品、危险品等应向仓库保卫部门联系，派人员到现场监察、督促及时库存，以保证安全。

3. **夜运或节假日收货**　翌日或节假日结束后应向有关班组联系交接，防止延误或差错。

二、 货位安排

货位系指仓库中货物存放的具体位置，在库区中按照地点和功能进行划分，来存放不同类别的货物。由仓库货位调度员根据通知单的品种和数量，结合商品的性能特点与养护要求，及时安排合适的货位。货位选妥后通知保管员、检验员、搬运员分别做好准备和开展相关作业。

规划货位的原则：货位布置要紧凑，提高仓库利用率；便于收货、发货、检查、包装及装卸车，灵活合理；堆垛稳固，操作安全；通道流畅便利，叉车工作距离短。

三、 入库验收

中药商品入库必须"先验收，后入库"。坚持质量第一的原则，检验深入，鉴定正确。

（一）商品检验

应依据国家药品标准（药典、局颁药品标准）或地方标准（各省市自治区中药材标准或饮片炮制规范）进行验收检验。中药材及饮片应检验基源、药用部位、性状特征、规格等级、色泽气味、含水量，以及杂质等。中成药应检验商标、批准文号、效期、产品批号，以及各类剂型的外观质量、水分、重量差异、装量差异等。通过检验，应该对入库商品做到"四分开"：①品种规格分开。②质量优劣分开。③干湿分开。④有虫害霉变与无虫害霉变分开。

（二）包装检验

中药包装经过运输等环节容易损坏或被污染。要注意检查商品包装的完整性，清洁程度以及商品有无其他物质污染和水迹，凡有异常情况的包件，应单独检查，及时处理。

四、 商品计量

1. 中药材计量单位

（1）按重量计算　绝大部分中药材以千克（kg）为计量单位，也有小部分细贵药材以克（g）、毫克（mg）等为计量单位。

（2）按数量计算　以条（蜈蚣、金钱白花蛇、狗肾等）、只（蛇胆）、对（蛤蚧）等为计量单位。经逐件点准后装件，包件外标明品名、规格、等级和数量。

2. 检斤拾码　检斤拾码就是商品在检斤的同时填妥磅码单，然后进行结算，它是数量验收的依据。

（1）检斤前校正衡器，凡一批商品件数较多，应中途进行复核，一次检斤的商品重量不能超越磅秤标示的最大重量。

（2）每件货包在检斤时，应在包件上逐件编号，并标明检斤数量，以方便复核、盘点，还可为损溢报批提供依据。

（3）细贵商品及毒麻品等检斤时，应选用"小磅秤"，以求正确。

3. 磅码单　凡以重量计算的商品，经检斤计量后，均应填写磅码单。磅码单内容有发货单位、日期时间、商品名称、过磅人姓名、码单编号、包装类型、备注，以及检斤的毛重、皮重、净重等栏目。由司磅员填写和签名。一式两份，根据需要可以增添。

项目二　中药商品在库管理

中药商品在库储存期间的稳定性，除了与工艺生产、包装方式及中药本身的理化性质相关外，还与储存的条件和保管方法有密切的关系。因此，为了规范中药商品在库养护管理，所有中药材、饮片和中成药应按规定的储存要求专库、分类存放。只有这样才能有效地保证药品质量，确保人民用药的安全与有效。

一、 分类储存

（一）中药材的分类储存

1. 库房管理要求

（1）保持库区、用具、运输工具、器材等的干燥、清洁。

（2）应根据中药的储存要求，做好库房温、湿度的监测和管理。一般每日上午 8：30 ~ 10：30，下午 14：00 ~ 16：30 将库房温、湿度记录在"库房温湿度记录"（表 3-1）本上，较大的存药区域宜采取温、湿度多点监测。若温度超出规定范围，及时打开抽风机或空调，将温度调至规定范围；若湿度超出规定范围，及时打开抽风机、除湿机，将湿度调至规定范围。养护员每天巡查一次，检查温湿度计是否放置在有代表性的位置，配合仓管员进行温、湿度的监测和管理。检查库房是否避免日光的直接照射。

表3-1　库房温湿度记录

填表日期：　　年　　月　　日　　　　　　　　　　　　　　　　　　填表人：

库号：		适宜温度范围：　~　℃						适宜湿度范围：35%~75%		
日期	上午8：30~10：30				下午14：00~16：30					记录人
	温度℃	相对湿度%	超标采取养护措施	采取措施后		温度℃	相对湿度%	超标采取养护措施	采取措施后	
				温度℃	相对湿度%				温度℃	相对湿度%	
1											
2											
月平均温度	月最高温度		月最低温度		月平均相对湿度		月最高相对湿度		月最低相对湿度	

（3）应每日巡视养护，确保无潮解、无霉变、无虫蛀、无鼠咬等现象，质量保持良好。

（4）要执行"先进先出，易变先出"的原则，要加强检查，防止质变。

（5）质量变异、失效药品要单独存放，按规定挂上明显标志，及时处理。

2. 入库要求　对入库各中药材按其温湿度要求分别储存于相应的中药库中。

（1）阴凉库（温度控制在20℃以下，相对湿度控制在35%~75%）　中药材阴凉库，用于储存需要阴凉储存的中药材。

（2）常温库（温度控制在30℃以下，相对湿度控制在35%~75%）　中药材常温库，用于储存不需要阴凉储存的中药材。

（3）储存于阴凉库的药材　药品标准规定存储条件为阴凉储存的药材。

（4）储存于常温库的药材　除要求阴凉贮藏及特殊药材储存以外的其他中药材。

（5）易串味的药材　要用塑料袋密封保存。

3. 堆码要求　中药材应在托盘或垫板上堆码，垫板高度不小10cm。堆码应留五距，即：垛与垛间距不小于100cm，垛与墙面间距不小于50cm，垛与梁、柱间距不小于30cm，主要通道的宽度不小于200cm，照明灯具垂直下方与储存物品距离不应小于50cm。堆码应充分利用货位空间，并做到货垛整齐、稳固、美观，便于中药材养护与仓储作业。

（二）中药饮片的储存

1. 中药饮片储存的一般通则

（1）中药饮片应按炮制日期，先进先出，以免储存日久，发生质变。勤检查，勤翻晒，勤整理，经常灭鼠。

（2）中药饮片在严格限制饮片含水量在9%~13%的同时，还应该根据药材与所加辅料的性质，选用适当容器储存，严格温湿度管理。

（3）中药饮片库房应保持通风、阴凉与干燥，避免日光直射，库温应控制在25℃以下，相对湿度保持在75%以下为宜。

（4）花类饮片易变色，易散失香气，应密闭储存，避光，受潮需摊晾，阴干或低温烘干（30～40℃），忌曝晒，忌高温烘烤。

（5）其他，如纤维与木质类饮片则不易引起质变，无须特殊保管。

2. 中药饮片储存的要求

（1）重点养护品种的储存　重点养护品种是指在储存过程中容易发生质量变异的品种。含淀粉较多的饮片如山药、泽泻等，易虫蛀、生霉；含挥发油较多的饮片如当归、川芎、薄荷等，易散失香气、虫蛀或霉变；含糖分或黏液质较多的饮片如党参、牛膝、地黄等，易泛油、虫蛀、生霉；含蛋白质、脂肪油较多的动物类、果实种子类饮片如蛤蚧、九香虫、紫苏子、柏子仁等，易虫蛀、泛油、生霉。盐炙饮片易吸潮；蜜炙饮片易污染、受潮返软或粘连成团。

为了确保中药在库商品的质量，方便养护与管理，重点养护品种需要填写"重点养护品种确认表"（表3-2），根据饮片特性选择适宜的库房与器具储存，控制好温湿度，进行重点管理。

表3-2　重点养护品种确认表

序号	品名	生产企业	规格	生产日期	存放地点	确定理由及养护重点	备注

养护员：　　　　　　　　　　质量管理部负责人：　　　　　　　　　　仓库负责人：

（2）分类保管

1）根及根茎类饮片：每年5～9月份易发霉、虫蛀，储存时应加强通风干燥或将饮片置于阴凉库，也可以干燥后用密封法储存。

2）果实种子类饮片：最易虫蛀、走油。可储存于20℃以下的阴凉库中。

3）叶及全草类饮片：易吸潮发霉、虫蛀，储存时应注意通风、干燥。

4）花类饮片：最易变色、散气，受潮易发霉，故储存时应经干燥后，放置在密闭容器中，封严，还应有必要的固定吸潮容器进行吸潮，或采取气调养护等方法进行保管。

5）动物类饮片：最易虫蛀、走油。应在干燥后，放置在20℃以下的地方低温储存。

6）树脂类饮片：在高于35℃的环境中易熔化粘连，储存时应注意低温、避光。

7）矿物类及部分贝壳类动物饮片：最适宜用塑料袋密封，以免杂质和灰尘混入。一些盐类饮片在夏季湿度较大时，易潮解溶化，秋冬季干燥时易风化成粉，应存放于缸、罐、桶内盖紧，并注意避光、避热、避潮。

8）细贵饮片：应单独保管，如麝香之香气易走失，放瓶中应密闭。牛黄易受潮霉变，应存放在瓶中或缸中，注意密封。金钱白花蛇易虫蛀、霉变，可采取对抗同储法，存放于花椒之中。

9）毒麻饮片：要设专人专库（柜）管理。对易虫蛀、霉变的品种，如斑蝥、生天南星、生甘遂可存放于石灰缸中盖紧，置阴凉干燥处储存。

10）易燃易爆类饮片：如火硝、硫黄、干漆、海金沙等，易燃易爆但不易发霉生虫，存放时，应注意远离电源、火源，置于阴凉低温处储存。

（三）中成药的分类储存

1. 按剂型性质、特点分类储存　实际工作中，一般按剂型并结合药物自身特性要求，根据内服、外用药分开的原则，尽可能将性质相同的药物储存在一起，然后根据具体储存条件，选择每一类中成药最适合的储存地点。

2. 中成药的储存区位划定　为进出及管理方便，可把储存地点划分若干区，每个区又划分若干货位，依次编号。

分区：指按中成药类型、储存的数量，结合仓库建筑和设备情况将仓库划分若干个货区，并规定某些货区存放某类药品。

分类：根据中药商品所需要的储存条件，按类型堆码，如酒剂一般包装比较笨重，多存放于一楼便于进出货。

货位编号：将仓库划分为若干货区，每货区又划分若干排，把每排划若干货位号并标明号数，设立货位卡。卡、货、账对应，便于科学管理，防止差错发生，从而保证药品的质量。

二、色标管理

为了有效控制药品储存质量，应对药品按其质量状态分区管理，杜绝库存药品的存放差错，GSP 要求在库药品实行色标管理。

药品质量状态的色标区分标准为：合格药品——绿色；不合格药品——红色；质量状态不明确药品——黄色。

按照库房管理的实际需要，库房管理区域色标划分的统一标准是：待验药品库（区）、退货药品库（区）为黄色；合格药品库（区）、中药饮片零货称取库（区）、待发药品库（区）为绿色；不合格药品库（区）为红色。三色标牌以底色为准，文字可以白色或黑色表示。

三、苫垫和堆码技术

苫垫和堆码是中药仓库的常规作业，也是中药商品进入储存阶段的基础管理工作。

（一）苫垫技术

"苫"是指货垛上部及周围的苫盖，一些露天临时存放的物品在码垛以后，一般都应进行妥善的苫盖，以避免物品受损。"垫"是指货垛下面的衬垫，能防止地坪湿气渗入，并具通风散潮作用。

（二）堆码技术

"堆码"也称"堆垛"，即将众多的货包在一定面积上利用空间堆叠起来组成货垛。堆码应留"五距"，每平方米的堆放重量不得超过仓库结构所允许的技术定额。

中药商品堆码常见方法有：

1. **重叠堆码法**　就是商品一件压一件码起来，重叠码成高垛。适用于小批量商品、大件的草本药材或包装牢固、不易倒塌的商品。

2. **压缝堆码法**　即商品纵横排列，件数相同，上下层之间压缝码垛。如"五五码"，就是底层为五件，俗称"五底"，第一层横二件纵三件，第二层在横码的两件上面纵码三件，在纵码的三件上面横码两件，如此反复压缝向上堆码，每一层都是五件。此外，还有"四六码""五三码""三七码"等（图3-1）形式。适用于数量较多的商品，货垛稳固，整齐美观。

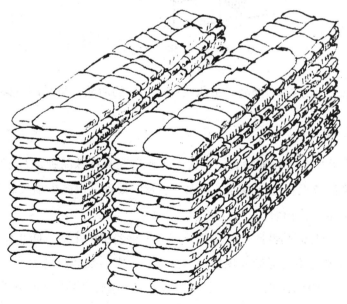

图3-1　横七竖三压缝堆码法（20底）

3. **牵制堆码法**　在每层药材或数层药材之间加进木板或草垫等，使商品包装互相牵制堆高稳固。适用于包装松软，体积较小不整齐，以及形态特殊，不易堆高的商品。

4. **通风堆码法**　亦称井字垛（图3-2）、示字垛、旋涡形垛等。特点是每件商品前后左右与另一件商品之间留出一定的空隙，便于通风散潮、散热，适用于容易霉变和怕热的商品。

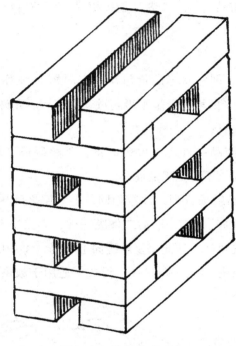

图3-2　井字形通风垛

5. **货架堆码法**　凡拆零的商品、怕压或性能特殊的商品，可采用货架保管。

四、在库检查

中药商品入库后应施行定期检查，并根据气候情况和特殊品种进行不定期检查，与此同时也应对温湿度调节设备进行检查，发现问题及时处理，以减少损失和防止蔓延。

（一）库存商品检查内容

1. 堆垛形式是否与储品性质和包装相适应。堆垛要稳固牢靠，防止储品受压损坏。

2. 中药商品在储存中有无变异现象，如虫蛀、生霉、发热与受潮等。

3. 季节气候及库内温湿度变化对中药含水量的影响，中药含水量是否在安全范围；库房密闭干燥度是否适合于库内储品。

4. 库房的门、窗、通风设备等是否完好无损，特别是在雨季，一旦发现问题，及时解决。

（二）库存商品检查时间频度

库存商品检查的时间和频度，要根据库存商品本身的性质特点，以及储存条件、季节气候等诸多因素而定。

1. **经常性检查** 由保管人员在日常工作间隙对库存商品进行全面检查。一般要求在1个月内对所保管的商品检查1次。

2. **突击性检查** 一种是配合上级领导部门所组织的临时性检查；另一种是逢台风、暴雨、洪汛期等突发气候变化前后，及时检查库房有无渗漏等不安全因素，商品有无损耗，并及时采取防治措施。为避免漏查，应严格规定检查顺序，如按每个货架、货垛顺时针检查等。

3. **定期性检查** 由仓库主管人员或养护专业人员重点检查库存商品质量。每年5～9月是中药仓库防霉、防蛀的重要时期，因为在这时期温度高，湿度大，霉菌、仓虫繁殖传播快，库存商品极易发生变异。所以在这期间，要确保专业养护人员定期轮番对库存商品进行检查，并及时采取防治措施。对每批商品的检查情况，要有书面记录。

项目三　中药商品出库

中药商品出库是仓库的发货业务，指仓库根据业务部门或存货单位开出的中药出库凭证（提货单、调拨单），按其所列商品编号、名称、规格、数量等项目，由中药保管部门组织配货和发出的一系列工作的总称。

一、出库原则

（一）坚持"三查六对"制度

中药出库复核要进行"三查六对"。"三查"，即查核发票的货号、单位印鉴、开票日期是否符合要求；然后将发票与实物进行"六对"，即核对品名、规格、厂牌、批号、数量及发货日期是否相符。

（二）遵循"先产先出""近期先出"和按批号发货的原则

"先产先出"是指库存同一中药，对先生产的批号尽量先出库。一般来说，中药储存的时间越长，变化越大，超过一定期限就会引起变质，以致造成损失。中药出库坚持"先产先出"的原则，有利于库存中药不断更新，确保中药的质量。

"近期先出"是指库存有"效期"的同一中药，应将近失效期的先行出库。对仓库来说，所谓"近失效期"，应包括给这些中药留有调运、供应和使用的时间，使其在失效之前进入市场并投入使用。

按批号发货是指按照中药生产批号集中发货，尽量减少同一品种在同一笔发货中的批号数，以保证中药有可追踪性，便于中药的日后质量追踪。

坚持"先产先出""近期先出"和按批号发货的原则可以使中药在储存期间基本上不发生质量变化，从而保证了中药在库储存的良好质量状态。

二、 发货程序

1. **核单** 即审核商品提货凭证。查对付货仓库名称、印鉴、商品名称、规格等级、数量、提货有限日期等项目。

2. **配货** 保管员根据提货凭证所列项目内容及账务员的批注，核实后进行配货。配货作业包括原件商品包装整理，计件、计量（检斤或检数），零星商品拼件装箱，刷写标志收货单位、收货地点、发货单位、指示标志等，并经复核无误，配货才结束。

3. **记账** 记账员根据配货后的实发数量，逐项对照登入商品保管账，也有采取先登账然后配货的。

4. **待运** 指当天不能提货的出库商品，需安排分户、分单作临时堆存。待运商品应有明显标志，便利发货。待运商品要加强检查，防止受损和发生质量变异。

5. **发货** 运输人员持提货凭证及托运单向仓库提取商品时，保管员应逐单核对，并点准件数交付提货人员，提货单上加盖"付讫"戳记，并点交随货同行的有关凭证。最后填发商品"出门证"。

三、 出库注意事项

发现以下问题应停止发货或配送，并报有关质量管理部门处理：①中药包装内有异常响动和液体渗漏。②外包装出现破损、封口不严、衬垫不实、封条严重损坏等现象。③包装标签脱落、字迹模糊不清或者标识内容与实物不符。④中药已超过有效期。⑤票货不符。⑥有鼠咬、虫蛀及霉变污染等质量变异的。

四、 发货形式

根据业务部门销售和经营方式的不同，仓库发货分自提、送货、取样等形式。

1. **自提** 由购货人（单位）持提货凭证到仓库直接提取，经仓库核实和发货程序后把商品当面点交给提货人，办妥交接手续。

2. **送货** 仓库根据业务部门销售的需要，开出提货凭证，通过内部传送到仓库，仓库按单配货，及时将商品运送到购货单位；或完成备货作业后，由运输部门持托运单装运，发往购货单位。

3. 取样　取样是发货的一种形式。取样单由业务部门填写，盖提货章有效。内容有品名、规格、数量等，样品直接点交提货人，"取样单"作正式提货单记账。

复习思考

1. 中药商品入库、出库、在库养护三个环节的基本作业程序和内容是什么？
2. 中药商品入库、出库、在库养护三个环节的要求与原则有哪些？

模 块 四

中药储存变异现象及影响因素

【学习目标】

　　1. 掌握常见的中药储存变异现象；影响中药储存变异的外在因素。

　　2. 熟悉影响中药储存变异的内在因素。

项目一　常见中药储存变异现象

　　中药的质量变异是指中药在储存养护过程中处理不当，在外界因素和自身性质的相互作用下，发生虫蛀、霉变、变色、泛油、气味散失、风化、潮解、粘连、融化、腐烂、自燃等变异现象。这些现象有的可导致中药组织的破坏，有效成分发生改变或散失，影响中药的质量和疗效；有的甚至使中药直接丧失药用价值。因此，采取有效措施防治这些变异现象的产生，是中药储存与养护工作的主要内容。

一、　虫蛀

　　虫蛀是指中药被害虫啮蚀的现象，是中药储存过程中最常见也是危害最严重的变异现象之一。多发生在含淀粉、糖、脂肪、蛋白质等成分较多的中药中，如山药、桃仁、党参、当归、乌梢蛇等。据统计，易虫蛀的中药有400余种，其中极易虫蛀的有100~200种。虫蛀对中药的破坏性极强，危害极大，具体表现在以下几方面：虫蛀使中药出现孔洞、破碎，严重时将中药内部蛀空成粉末状，使中药的重量减少，有效成分损失，质量下降以至失去疗效；中药被虫蛀后，害虫在其内部生长发育和繁殖，分泌异物，排泄粪便，发育阶段的残体及死亡的尸体等使中药出现不洁和污染，服用后对人体健康带来危害；有的药材被害虫蛀蚀后，容易引起进一步的质变，如当归、党参等虫蛀后容易泛油，花类药材容易散瓣，外形遭到破坏，影响中药的质量；中药被虫蛀之后，还会加大损耗，带来一定的经济损失。因此，为保证储存过程中的中药质量，对其可能发生虫蛀的原因及防治方法的研究是极为重要的。

二、霉变

霉变又称发霉，是指中药受潮后，在适宜的温度下造成霉菌的滋生和繁殖，在中药表面或内部布满菌丝的现象。霉变是中药储存过程中最常见也是危害最严重的质变现象之一。中药霉变后，霉菌进行的营养代谢活动分解药物体内的有机质，会使有效成分降低，甚至腐烂失去疗效；霉菌的发育滋长，对中药表层物质分解和消耗，同时破坏中药的组织构造，使内部所含糖类和油脂溢出，从而导致中药的粘连、泛油等质变现象。霉变后的中药即使经过特殊的加工处理，也会使气味变淡、色泽转暗、品质降低、影响疗效。严重的霉变，会使中药失效甚至产生有毒致癌物质，如黄曲霉菌所产生的黄曲霉毒素就是一种强致癌物质，危害极大。

引起中药霉变的主要因素有：许多中药本身含有蛋白质、脂肪、淀粉、黏液质及糖类等，给霉菌的生长、繁殖提供了丰富的营养物质；一定的温度和湿度是霉菌生长、繁殖的必要条件，通常温度在 $20 \sim 35℃$、相对湿度 75% 以上或药材含水量超过 15%，是霉菌生长的有利条件；外界环境的不清洁；已受霉菌污染的药材入库，也是中药霉变的主要因素之一。

三、变色

变色是指中药自身的固有颜色发生了变化，或失去原来色泽，或变为其他颜色。色泽是中药品质的重要标志，各种中药都具有其固有的色泽，色泽的改变标志着中药质量的改变。由于储存养护不当，常使某些中药的颜色发生变异，使中药质量下降，甚至失去疗效。

引起中药变色的主要原因有：

1. 中药所含成分 酶引起的变色，如含有黄酮苷类、羟基蒽醌类以及鞣质类等成分的中药，在酶的作用下，发生氧化、聚合等化学变化，形成了大分子的有色化合物，从而使中药的颜色加深，如大黄、牡丹皮等。非酶引起的变色，由非酶所引起中药变色的因素较多，有的是因中药所含蛋白质中的氨基酸与还原糖作用，生成大分子棕色化合物而使中药变色；有的是因中药所含的糖及糖酸类物质，分解产生糖醛或其他类似的化合物，这些化合物含有活泼的羟基，能与含氮的化合物进行缩合、环合等化学反应，形成棕色色素或其他的色素，而导致中药变色。

2. 日光与空气 含有鲜艳色素类成分的中药，在日光的直接照射下，有些不稳定色素就容易被破坏而褪色。如果长期与空气接触，并通过中药自身的吸湿作用，空气中的氧气则对色素具有氧化作用，从而使中药发生变色。

3. 加工与养护　某些中药在加工时由于温度过高或过低，会引起中药变色。影响中药变色的因素主要是温度和湿度，它们的增高使中药的变色速度加快。因为在50℃以下，随温度和湿度的增加，酶的活性也增大，中药变色愈加剧，故易变色中药应置低温、干燥处储存。

四、泛油

泛油又称"走油"，是指某些药材的油质泛于药材表面，或药材因受潮、变色、变质后表面泛出油样物质的现象。中药出现泛油后，除油质成分损失外，药物的成分也已经发生了变化，同时伴随着变色、变质等现象。因此，已经泛油的中药不能再入药使用。

引起中药泛油的主要原因有：

1. 中药所含成分　含脂肪油较多的植物类中药，如苦杏仁、桃仁、郁李仁、柏子仁等，在外界因素的作用下，加上酶的催化作用，使油脂被水解为游离脂肪酸，从而透过细胞和组织，溢出表面；含黏液质、糖分较多的植物类中药，如枸杞子、天冬、党参等，同样在外界因素的作用下，中药中的糖及糖酸类物质被分解，产生了糖醛和它的类似化合物，而出现颜色变深，质地变软，糖分外渗；含脂肪、蛋白质等较多的动物类中药，如哈蟆油、九香虫等，在外界因素的作用下，其中的脂肪、蛋白质被氧化后，由氧化物再分解生成有异味的醛酮类物质，而产生质变。

2. 温度与湿度　上述中药在水分多，温度高的条件下，同时又有空气和日光的作用，油性物质很容易外溢。含脂肪油较多的植物类中药在储存期间，随着含水量的增加，其呼吸作用也加剧，释放出大量的热量，加之其包装堆垛不利散热而引起泛油变质。

3. 加工与储存养护　含脂肪油、黏液质、糖分较多的植物类中药及含脂肪、蛋白质的动物类中药，由于储存和加工处理方法不当，加之储存过久，容易导致药材泛油。

五、气味散失

每一种中药都具有其固有的、正常的气味，中药的气味是其质量好坏的重要标志之一。气味散失是指中药固有的气味在外界因素的影响下，或储存不当，其固有的气味变淡或散失的现象。中药在发生霉变、变色、泛油、虫蛀等变异现象后，均能使其气味散失。易产生气味散失的中药有细辛、当归、薄荷、肉桂、砂仁等。

六、风化

风化是指某些含有结晶水的矿物中药，与干燥空气接触，逐渐失去结晶水成为粉末状态的现象。某些矿物药风化失水，使药物外形改变，也影响到药物的质量，如芒硝、胆矾、白矾等。

七、潮解

潮解是指某些结晶体中药或某些含盐类成分的固体药物容易吸收空气中的水分，使其表面慢慢溶化成液体状态的现象。空气的相对湿度越大，就越容易潮解。同时，在空气相对湿度较大的情况下，温度越高，药材接触空气面积越大，吸湿的速度也越快，中药就越容易被潮解。潮解影响了药材的质量，并造成了损失。如芒硝、胆矾、咸秋石、大青盐等。

八、粘连或融化

粘连是指某些熔点较低的中药，受潮、受热后容易黏结成块的现象，如阿胶、芦荟、蜂蜡、乳香、没药等。这类中药的软化点和熔点都比较低，当环境温度升高时，会逐渐被软化而失去原有的外观形态。当受热到一定温度时，便会产生粘连或融化。

九、挥发、升华

挥发是指液体中药在常温下转变为气体而散失的现象，如竹沥、苏合香、薄荷油、水银等。升华是指在一定温度条件下，中药由固体不经过液体阶段，直接变为气体的现象，如樟脑、冰片、薄荷脑等。这类中药在储存过程中，由于密封不严，或敞口放置时间过长，温度升高或库房内相对湿度太低，往往容易出现挥发、升华现象，致使有效成分降低，失去疗效。

十、腐烂

腐烂是指某些鲜活的中药，在温度、空气及微生物等因素的影响下会发热，使微生物的繁殖和活动增加，导致药物酸败、腐臭的现象，如生姜、鲜石斛、鲜地黄、鲜佩兰等易发生腐烂。中药一旦腐烂，即不能再入药。

十一、自燃

自燃又称冲烧，是指中药由于本身干燥不适度，或在包装码垛前吸潮，而堆放过紧使热量不能散发，当温度积聚到67℃以上时，热量便能从内部冲出垛外，轻者形似冒烟，重者致使一些质地轻薄的药材起火燃烧，使药材受损，如红花、艾叶、菊花、甘松等。另外，一些富含油脂的药材，如层层堆置重压，内部产生的热量散发不出去，局部温度增高，会先焦化以至燃烧，如柏子仁、紫苏子、海金沙等。

十二、 鼠咬

鼠咬是指中药被老鼠盗食的现象，鼠类喜吃的药材含有淀粉、糖、蛋白质、脂肪等营养成分，如白扁豆、薏苡仁、莲子、芡实、麦芽等。仓储中药被老鼠盗食后，不仅造成中药破碎、重量减少、质量下降等直接损失，而且老鼠在药材中排泄粪便，分泌异物，生长繁殖，污染药材，传播病菌，使药材失去使用价值；同时破坏包装及库房结构，影响中药的安全储存，给企业造成严重的经济损失。

项目二 影响中药储存变异的因素

一、 影响中药储存变异的内在因素

内在因素是指中药自身的因素，包括中药的化学成分及其性质、中药的含水量等。

（一）中药的化学成分与变异

中药是各种化学物质所组成的综合体，成分极为复杂，通常可分为水溶性物质和非水溶性物质两大类。属于水溶性物质的有糖、果胶、有机酸、鞣质、水溶性维生素、部分生物碱、色素、苷类及大部分无机盐类。属于非水溶性物质的有纤维素、半纤维素、原果胶、脂肪、脂溶性维生素、挥发油、树脂、蛋白质、淀粉、部分生物碱、不溶性矿物质等。

在中药的加工、干燥、炮制以及储存过程中，其化学成分不断发生变化，因此会引起质的改变，以致影响药效。中药储存与养护的目的，就在于控制中药的化学成分，使其符合医疗的要求。因此，只有了解中药化学成分的特性及其变化规律，才能创造良好的储存条件，达到防止中药变质的目的。与储存、养护有密切关系的中药化学成分主要有以下6类：

1. 生物碱类 生物碱是一类存在于生物体内的含氮有机化合物，有似碱的性质，能与酸结合成盐。生物碱多具有特殊而显著的生理活性，是中药中一类重要的化学成分。生物碱在植物界分布较广，主要分布在高等植物中，尤其是双子叶植物中的毛茛科、防己科、罂粟科、茄科、夹竹桃科、芸香科、豆科等100多科的植物含丰富的生物碱。单子叶植物及裸子植物中分布较少。低等植物中的地衣类和苔藓类未发现生物碱，蕨类及菌类只有极个别的植物中存在生物碱，如麦角菌含有麦角生物碱类。

含有生物碱的中药，常因干燥的方法不适宜，其含量可能降低，同时此类中药常因久与空气和日光接触，可能有部分氧化、分解而变质。故此类中药应避光储存。

2. 苷类 苷类是由糖或糖的衍生物与非糖化合物通过苷键结合而成的一类有机化合

物，能被酶或稀酸水解，生成的非糖化合物称为苷元。苷种类繁多，结构不一，其生理活性也多种多样，在心血管系统、呼吸系统、消化系统，以及抗菌消炎、增强机体免疫功能、抗肿瘤等方面都具有不同的活性。苷在自然界中分布极广，广泛地存在于植物体中，尤其在果实、树皮和根部最多。

含苷类成分的中药往往在不同细胞中含有相应的分解酶，当细胞破裂，酶与苷接触，在温度和湿度适当的情况下，可使苷类水解，从而使有效成分减少，影响疗效。如槐花、苦杏仁、黄芩等含苷中药，采收后若长期放置，相应的酶便可分解芦丁、苦杏仁苷、黄芩苷，从而使其疗效降低。花类中药所含的花色苷也可因酶的作用而变色脱瓣，所以含苷类中药采收后，必须用适当的温度迅速干燥。多数含苷中药可在 55~60℃ 干燥，在此温度下酶被破坏而失去作用，保存药效。总之，含苷类的中药在储存时必须注意干燥，避免湿气的侵入，如果含水量过多或不断吸收水分，则由于有些未被破坏的酶的存在，或由于光线和微生物的影响，很容易使苷分解而失效。中药中如果没有水分的存在，苷是不会被分解的。

3. **鞣质类** 鞣质又称单宁或鞣酸，是一类结构复杂的多元酚类化合物，有收敛性，能与蛋白质结合形成致密、柔韧、不易腐败又难透水的化合物。鞣质主要用于止血、收敛和烧伤等，有时也用作生物碱及重金属中毒的解毒剂。鞣质广泛存在于中药中，如虎杖、地榆、石榴皮等。某些寄生于植物的昆虫所形成的虫瘿中也含有大量的鞣质，如五倍子，其鞣质含量可高达 60%~70%。

鞣质易氧化和聚合，如露置在空气及日光中，则渐渐变成棕黑色，特别在碱性溶液中，更易氧化变色。如含鞣质类成分的新鲜皮类中药，其内表面常常是淡色的，但经过一些时间，就会变成棕色或红色；植物破碎或切开后，稍放置即变色，与空气接触时间愈久，变色愈深。这是因为其中的鞣质与空气接触时，特别在酶（氧化酶或过氧化酶）的影响下，氧化为红棕色或更深色。防止鞣质氧化变色的方法，一方面要减少与氧接触，另一方面是破坏或抑制氧化酶的活性。在中药储存过程中，对于含有鞣质的中药，其容器的选择也是十分重要的。

4. **油脂类** 油脂是脂肪和脂肪油的简称，大多为一分子甘油与三分子脂肪酸所成的酯，通常具有润肠通便或致泻等作用，有的作用峻烈，有一定毒性，在植物界分布很广，如豆科、十字花科、亚麻科、蔷薇科等，主要贮存于植物的种子中。脂肪在常温是固体，其主要成分多为棕榈酸或硬脂酸等的甘油酯。脂肪油在常温是液体，其主成分为油酸、亚油酸等的甘油酯，但二者之间并无严格的区别。饱和脂肪是固态，不饱和脂肪一般是液态。

新鲜的脂肪和脂肪油通常具有令人愉快的特殊气味，但是如果储存不当，经常与空气中的氧及水分接触，并在日光的影响下，同时又可能有微生物的作用，可导致一部分发生

41

氧化,另一部分则分解为甘油和脂肪酸,以致产生不快的臭气和味道,油脂中的游离酸也随之增多。这种现象称为油脂的"酸败"。光线、温度、水分以及油脂中的杂质等因素均能加速油脂的酸败,因此含有大量油脂的中药,必须储存于干燥的场所,严防水分的侵入,避免日光直射,库房的温度要低,以密封储存养护效果尤佳。

5. **挥发油类** 挥发油也称精油,是存在于植物体中的一类具有挥发性、可随水蒸气蒸馏出来的油状液体的总称。中药挥发油是一类具有生理活性的成分,在临床上具有止咳、平喘、发汗、解表、祛痰、祛风、镇痛、杀虫、抗菌等多方面的医疗作用。在植物界分布广泛,特别是芸香科、伞形科、唇形科、木兰科、菊科、姜科等植物含丰富的挥发油。

挥发油为无色或淡黄色的透明油状液体,具香味,常温下能挥发;在水中的溶解度极小,但能赋予水溶液以特殊的香味,成为芳香水。挥发油与空气、光线接触会逐渐氧化变质,使挥发油比重增加,黏度增大,颜色变深,香气也改变,甚至会形成树脂样物质。因此,挥发油应装入棕色玻璃瓶内密闭低温保存。含挥发油的中药应保存在密闭容器中,大量储存时必须堆放于凉爽避光的库房中,控制温度,夏季尤须注意,因为温度过高,则使所含挥发油散失或走油,并且堆垛不宜紧密、重压,以免破坏药材的含油组织。在加工过程中应采用低温干燥,一般不宜超过35℃,以免挥发油散失。

6. **植物色素类** 色素广泛存在于中药中,根据其溶解性质可分为水溶性色素和脂溶性色素两大类。水溶性色素主要是黄酮类、花色素、蒽醌类等,脂溶性色素主要包括叶绿素、胡萝卜素类等。色素具有多种多样的生理作用,如黄酮类成分具有抗菌消炎、抗病毒、止咳祛痰等作用;胡萝卜素可用于防治维生素 A 缺乏症。色素受热易分解、褪色;在日光或氧的影响下,也能使色泽发生变化。因此,含有植物色素类的中药在储存时,必须根据其性质,调整适宜的湿度和温度,尽量避免采用铁质的容器,储存期间应防止氧化及日光的照射,以保持其固有的色泽。

(二) 中药含水量与变异

中药品种繁多,属性复杂,主要包括植物药、动物药和矿物药。其中以植物类中药最多。各类中药都含有一定量的水分,中药内所含水分占所取样品重量的百分数,称为含水量或水分含量。中药的含水量是组成中药质量的重要成分之一,与中药的储存与养护有着极密切的关系。

1. **水分与虫蛀的关系** 中药在采收、加工、运输、储存的过程中,不可避免地要受到害虫的侵袭和污染。大多数危害中药的害虫,其生长繁殖需要温度、水分、空气和养料。害虫体内的水分主要来自于中药,中药含水量的高低,对害虫繁殖影响很大,即使其他生存条件适宜,但没有害虫生长所需的水分,那么害虫也不易生存或其生长繁殖受到抑制。如在气温20℃,含水量为25%的当归,虫蛀现象比较严重,而在同样温度,含水量在 15% 以下，通常无虫蛀现象。在气温 25℃，含水量为 20% 以上的枸杞子发生虫蛀较严重，而同样温度，含水量在 16% 以内时，却不易虫蛀。在一定条件下，中药的含水量越高，虫蛀现象愈严重。相反，如果把含水量控制在中药储存的安全含水量内，即可抑制虫蛀或减少虫蛀的发生。

2. 水分与霉变的关系　霉菌生长的重要条件是所附着的中药中含有必需的营养物质，如淀粉、蛋白质、纤维素等。但是，有这些物质而没有适宜的水分，霉菌也不能正常生长繁殖。因为水是一切微生物不可缺少的组成部分，水在微生物细胞中含量很大，细菌细胞平均含水 80%～85%，酵母菌含水 75%～85%，霉菌含水 70%～80%，水在微生物细胞中的作用和在其他生物体中一样，它参与原生质体的组成，物质新陈代谢过程中所进行的全部生物化学反应都是在有水的情况下进行的。霉菌细胞所进行的新陈代谢，主要是在水的作用下，依靠霉菌分泌在其细胞壁外的酶，将淀粉、蛋白质、纤维素等变成较简单的能溶解于水的化合物，再吸收到细胞中。水分越高，霉菌新陈代谢的作用愈强，其生长繁殖也愈快。大多数中药本身含有一定的水分，而且具有从空气中吸收水分的能力。这样，在适宜的条件下，寄生或附着在中药表面的霉菌孢子就能很快地生长，产生霉变。

3. 水分与潮解的关系　某些含盐类成分的固体药物，能够不断地吸收潮湿空气中的水分，当含水量达到一定程度时，便会慢慢溶化成液体状态，失去药用价值。如芒硝、大青盐、硇砂等。空气的相对湿度越大，就越容易潮解。

4. 水分与风化的关系　某些中药含有一定的结晶水，由于过分干燥或经风吹日晒而逐渐失去这部分水分时，其质量也随着发生了变化。如芒硝风化失水，成为风化硝。通常情况下，空气中的相对湿和中药的风化成反比，即空气中相对湿度越低，风化现象越快，空气的温度起着间接推动作用。风化后的中药形状和质量都发生了明显变化。

5. 水分与散失气味的关系　中药本身含有多种成分，各自有着不同的气味。由于受湿度、温度和空气的影响，易使某些成分挥发散失或稀释，气味随之发生变化，质量受到影响。如某些含芳香性挥发油的中药，含水量较高时易霉烂，导致芳香性气味散失。

6. 水分与泛油的关系　某些富含糖类及脂肪油的中药，在储存过程中由于含水量过高，同时在温度、日光和空气的作用下，加之酶的催化作用，使油脂被水解为游离脂肪酸，从而透过细胞和组织溢出表面。含糖类中药质地返软、发黏、表面泛出油样物质。此类中药含水分越多，则越易泛油。

7. 水分与软化的关系　中药的来源不同，性质也各不相同。有些中药软化现象是受温度的影响，有些则是受湿度的影响，如含亲水基团的动物胶质，如阿胶、龟甲胶、鹿角胶等，当大量吸收空气中水分后，渐渐开始软化，严重时会造成质量的变化。

另外，水分与其他质变现象，如腐烂、失润、干裂等也有着密切的关系。由此可见，中药的含水量直接影响其质量，对水分含量的控制和测定，是中药养护过程中进行监测和监控的主要指标。一般来说，如果空气湿度不超过70%，温度在25℃以下，药材本身含水量在10%以下，药材可以安全储存。

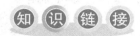

中药水分测定方法

测定中药含水量，可按《药典》2015年版规定取样及测定，另外也可用快速水分测定仪测定。《药典》2015年版（四部）规定水分测定方法有5种，即费休法、烘干法、甲苯法、减压干燥法和气相色谱法。其中烘干法适用于不含或少含挥发性成分的中药；甲苯法适用于含挥发性成分的中药；减压干燥法适用于含有挥发性成分的贵重中药。

二、 影响中药储存变异的外在因素

引起中药质量变异的外在因素主要有自然因素、生物因素、时间因素等。这些外在因素能使中药产生复杂的物理、化学和生物学的变化。变化程度的大小、快慢与中药同这些外在因素接触时间的长短、储存的方法有着直接的关系，并且各因素之间又存在着相互促进或相互抑制的作用。

（一）自然因素

自然因素包括温度、湿度、空气、日光等。

1. 温度 温度对中药的储存影响最大。一般情况下，在常温15～20℃下，中药成分基本稳定，利于储存。当随着温度的升高，霉菌和害虫容易滋生繁殖，中药自身的氧化、水解反应加速，促使中药产生霉变、虫蛀、泛油、气味散失、变色、潮解、溶化、糖质分解等质变现象。

当温度在30℃左右时，有利于害虫、霉菌的生长繁殖，中药会出现虫蛀、霉变等质变现象。当温度升高至34℃以上时，含脂肪油较多的中药，如柏子仁、郁李仁、苦杏仁等，以及某些动物类中药，产生油质分解外溢，形成泛油，产生哈喇味，药物颜色加深；使富含糖质类的中药，如麦冬、党参、牛膝等产生质变，表面呈现油样物质的变化。温度升高使富含挥发油的中药，如肉桂、丁香、薄荷等中的挥发油加速挥发，芳香气味降低；温度升高可使中药水分蒸发失去润泽而酥脆，甚至干裂；胶类和部分树脂类中药会发生变软、变形、融化等现象，如熔点较低的中药乳香受热融化变软、变形。而温度在0℃以下时，某些鲜活中药所含水分就会结冰。因此，在仓储中要根据中药的不同性质选择适宜的温度。

2. **湿度** 湿度是指空气中水蒸气含量多少的程度，即空气潮湿程度。空气湿度也是影响中药质量的一个重要因素，与中药的含水量有密切关系。湿度大小可引起中药的潮解、酸败、霉变、腐烂、干枯、风化等质量变异。

空气相对湿度在60%以下时，空气中的水蒸气含量即显著降低，中药所含水分则会蒸发，含结晶水较多的矿物药，如芒硝、胆矾、硼砂等则易风化（失去结晶水）。叶类、花类、胶类中药因失水而干裂变脆，蜜丸剂类失润变硬。空气相对湿度在70%时，中药所含安全水分不会有较大改变。但是，当空气相对湿度超过70%以上时，中药的含水量会随之增加，富含糖类、黏液质的中药，如蜜制品、党参、山药、天门冬等，会因吸潮发霉乃至虫蛀。盐制类中药及含钠盐类的矿物药会吸收水分而潮解。因此，一般中药的安全含水量应控制在10%～15%，相对湿度应在60%～70%。

3. **空气** 通常情况下，中药在储存过程中总是与空气接触的。空气是所有生物赖以生存的必需物质。空气中含有氮气、氧气、二氧化碳、臭氧和其他气体，中药的质变大多由空气中的氧气和臭氧引起。

中药颜色的改变，氧气起着很大的作用。因含有酚羟基结构的中药，在酶的作用下，经过氧化、聚合等作用，即形成了大分子化合物，使中药在储存过程中颜色逐渐加深。例如，唇形科的黄芩、百合科的麦冬、蓼科的大黄等颜色的改变，与空气中氧的作用有密切关系。含鞣质的某些皮类中药与空气接触后，表面极易氧化为棕红色或更深色，如石榴皮。

中药泛油的产生，氧气和臭氧也起着很大的作用。因为臭氧作为一种强氧化剂，可以加速中药中有机物质，特别是脂肪油的变质，干性油中的不饱和物容易氧化而结成块状，含有不饱和成分的油脂在一般接触空气的环境中能缓慢发生氧化而酸败，挥发油受到氧的作用容易引起树脂化。对于这类反应，光和热也起着极大的促进作用。

中药霉变的产生，是由于空气中飘散大量的霉菌孢子，一旦落在中药表面，在温度和湿度等条件适宜的情况下，萌发成菌丝，分泌酵素，溶蚀药材组织，使中药腐烂变质，失去药用效力。多数霉菌属于好氧性微生物，要求空气中有氧气，它只能在分子态氧存在时才能生存。故中药潮湿又在空气流通的情况下会使霉菌生长发育更快。

中药虫蛀的产生，与空气中氧气的存在有着直接的关系。中药害虫同其他生命体一样，在生长、发育及繁殖过程中都离不开氧。害虫在整个生命活动过程中，需进行呼吸，吸收空气中的氧气，排出体内的二氧化碳才能生存。故在药材堆的上层、通风处、窗口等空气畅通之处，一般害虫密度较大。在氧气缺少或不足的情况下，害虫生长发育受到抑制乃至终止生命。气调养护就是根据这一原理调整密封环境内氧气或二氧化碳等气体的浓度来抑制或杀灭害虫的。

另外，中药的变味、腐烂、气味散失等质变现象的产生都与空气有着密切的关系。

4. 日光　光是一种电磁波，根据各种不同的波长可分为紫外光、可见光和红外光等。直射日光能引起或促进中药中的许多有机物和无机物发生化学变化，从而影响中药的质量。

在光线作用下，可使中药颜色渐褪或变色，如大青叶、薄荷、广藿香等颜色由深色褪为浅色，大黄可由黄色变成红棕色。中药在日光的直接照射下，可逐渐引起自身成分的氧化、分解、聚合等反应，如油脂的酸败、苷类及维生素的分解、色素破坏等。

日光中的紫外光有较强的杀菌作用，中药可以利用日光曝晒来杀灭微生物和害虫，防止中药霉变和虫蛀。但日光的大量热能会使曝晒的中药温度升高，导致某些中药出现气味散失、泛油、粘连、融化、干枯等变异现象。因此，含有挥发油及不耐热的中药应避免日光的直接照射。

（二）生物因素

生物因素主要包括霉菌、鼠及仓虫。大部分中药含有脂肪、蛋白质、糖类和水分等营养物质，在储存过程中易受霉菌、鼠及害虫的侵袭。霉菌种类繁多，分布很广，药材本身和环境中都含有霉菌，在适宜的温度和湿度影响下，霉菌大量繁殖，可造成霉变、腐烂、发酵、酸败等变异现象。仓虫是造成中药虫蛀的根本原因，在适宜的温度和湿度范围内，仓虫发育、繁殖非常迅速。反之，如果没有适宜的温度和湿度，仓虫是不能滋生的。

此外，白蚁、蟑螂等对中药仓储质量也易构成影响。

（三）时间因素

时间因素主要包括中药储存过程出现的物理及化学性质上的陈化变异。故须作"负责期限"的规定。有的中药久贮外观虽无变化，但内在质量已有变化，有的品种本身性质不稳定则须规定"有效期"，按批号、有效期分别进行保管，勤加检查，以防储存时间过长而导致储品变质。

复习思考

1. 简述中药常见的质量变异现象。
2. 影响中药质变的外在因素有哪些？
3. 影响中药质变的内在因素有哪些？

模 块 五

中药储存养护常用方法与技术

【学习目标】

　　1. 掌握中药储存的基本养护方法与技术；气调养护技术的原理、技术指标及注意事项。

　　2. 了解其他中药储存现代养护方法与技术。

项目一　中药储存基本养护方法与技术

一、干燥养护技术

　　干燥即去除中药中过多的水分，同时能起到杀死霉菌、害虫及虫卵的作用，达到防治霉变、虫蛀，久贮不变质的目的。常用的干燥方法有曝晒、摊晾、高温烘干、石灰吸湿、木炭吸湿、通风、密封吸湿等。

　　（一）曝晒

　　曝晒也称阳干法，是利用太阳光的热使中药散发水分而干燥，同时又利用其紫外线杀死霉菌及虫卵的方法。曝晒可以达到防治霉变、虫蛀的双重目的。

　　直射太阳光的温度有时可达50℃左右。因此，曝晒适用于可在太阳光下直晒，而不影响其质量的中药。曝晒时，应按照药材的不同潮湿程度，进行整件或拆件曝晒。曝晒时应选择晴朗、湿度较低及微风吹动的天气。一天中，较适宜的曝晒时间是上午9时至下午4时左右，而下午1~3时温度最高，降低水分也最多。通常在上午9时左右待场地晒热后，将中药摊开成5~15cm的薄层。如果过早摊晒，则因地面太凉、有潮气，致使曝晒效率不高或干燥不均匀。下午5时必须停晒。曝晒过程中要每隔30~60分钟翻动一次，以便晒得均匀，并能加速水汽的蒸发。同时要随时注意中药本身水分是否降低至要求，过干容易引起中药的脆裂，使其破碎度增加，加大了损耗率。曝晒后应根据中药的不同性质，分别采取趁热装箱，如枸杞子、麦冬、天冬等，或散热后打包、装箱，如白术、牛膝、牡丹皮等。对含挥发油及太阳光照射后易变色、泛油等中药不宜曝晒，如麻黄、细辛、薄荷、柏子仁等。

（二）摊晾

摊晾也称阴干法，即将中药置于室内或阴凉处所，使其借助温热空气的流动，吹去水分而干燥，以利于中药的安全储存。

摊晾主要适用于含挥发性成分的花类、叶类、果皮类等中药。这些中药若用曝晒法易使挥发性成分损失，或引起质地脆裂、泛油、变色等现象。例如，陈皮含水量多时易霉变、腐烂，含水量过少又易干脆使其损耗增加，若置于太阳光下曝晒则易干枯变色。因此，用拆包摊晾的方法干燥较好。又如柏子仁、火麻仁等中药，也不宜曝晒，若受潮或含水量多时，可放在太阳光不太强的处所或通风阴凉处加以摊晾，以免产生泛油现象。

（三）高温烘干

高温烘干是通过加热增温达到去除中药水分的目的，常用方法有烘箱（烘房）烘干与干燥机烘干等。对含水量过高而又不能曝晒的中药，或者因为阴雨连绵，无法利用太阳光曝晒时，可以采用高温烘干法去除水分。

高温烘干适合于大多数中药，具有效率高、省劳力、省费用、不受气候的限制等优点。此外，加热干燥还能起到杀虫、驱霉的作用。烘干时，必须掌握好烘干的温度、时间及其操作方法，一定要根据中药的性质及加工炮制的要求，分别对待，以免影响质量。一般温度以 $50 \sim 60 ℃$ 为宜，此温度对一般中药的成分没有大的破坏作用，同时抑制了酶的活性，因酶的最适温度一般在 $20 \sim 45 ℃$。对富含维生素 C 的多汁果实中药可用 $70 \sim 90 ℃$ 的温度以利迅速干燥。但对含挥发油或须保留酶的活性的中药，不宜用此法干燥，如芥子、苦杏仁、薄荷等。

（四）石灰吸湿

一般容易变色，价值贵重，质地娇嫩，容易泛油，回潮后不宜曝晒、烘干的品种，如人参、枸杞等，可采用石灰箱、石灰缸或石灰吸潮袋进行干燥，所放石灰约占石灰缸容量高度的 $1/5 \sim 1/6$。例如，糖参经曝晒或火烘后，内含的白糖即熔融外溢，有损质量；牛膝曝晒易脆断变色，采用石灰箱吸潮均较为合适。

（五）木炭吸湿

将木炭烘干，用皮纸包好，夹于易潮易霉的药材内，可以吸收入侵的水分，从而起到防霉变、虫蛀的作用。木炭吸湿具有以下优点：

1. 木炭是一种惰性物质，不会与任何药材发生作用，且无臭味，不致串味。同时吸潮能力不太强烈，吸湿速度较缓，不会使药材干燥过度导致干脆。特别对一些贵重细料药材，如参类，不致失去过多水分而改变原有的特色或增加额外的损耗。

2. 木炭用皮纸捆扎后，由于质地坚固，可以按需要放于药材的上面或下面层，也可夹在药材中间，使用方便。木炭不仅可由外部吸收湿气，而且也可防止药材包装的内潮发热现象。

3. 木炭价格较低，各地区均可购到；吸湿饱和后，取出加以烘干或曝晒，仍可继续使用，简便而经济。一般每月烘干 1 次，梅雨季节须根据具体情况，酌情增加烘晒次数。

此法不仅在保管中可以使用，而且运输中也可以采用。尤其在收购时，如药材不够干燥，可利用木炭吸湿，防止运输中生霉，例如款冬花、红花等在每 40kg 的包装内夹放木炭 1.5 ~ 2kg 即可。

（六）通风

通风是利用空气自然流动的规律，或人为进行机械震动产生风，使库内外的空气交换，将库房内的潮湿空气排出，以保证库房的空气相对恒定。通风是较经济、简单的干燥方法。

通风的时间，春秋季可在上午 8 ~ 11 时，夏季 7 ~ 10 时通风较适宜。而中午以后一般不进行通风，因为库外空气温度高，可导致库内中药形成露滴。但是，由于地区、地形及气候的不同，各地的温度、湿度变化不一致。因此，各地的通风时间各有不同，即使同一地区，由于季节不同以及阴雨、天晴、风向等关系，空气的湿度是变化不定的，应该结合各地具体的温度、湿度情况进行。通风的方法主要有翻垛通风、自然通风和机械通风。

1. 翻垛通风　翻垛是将垛底的药材翻到垛面，或者堆成通风垛，目的是为了让热气和水分得以散发。一般在梅雨季节或者检查发现药材含水量较高时采用，并可利用电风扇、鼓风机等机械设备加速通风。

2. 自然通风　是开启库房门窗和通风口，让库内外空气自然交换。但是门窗启闭也有一定的要求，如库外无风时，自然气流主要靠内外温差和由此而产生的气压差进行交换。在这种情况下，主要开启上部和下部的通风口、门窗，进行空气自然交换。当库外有风时，库内外空气的交换主要靠风的压力，此时应关闭库房迎风面上部出气口，开启背风面上部出气口。如果上部通风口启闭不当，库房的热空气不但排不出去，反而会由库房上部吹回到库房下部。此外，还可把库房的门窗全部开启，加速通风。

3. 机械通风　有条件的仓库，在墙壁上安装排风扇，或在库内设活动排风扇，以加速空气对流。通常，自然通风和机械通风配合使用，以提高通风效果。有的还在进风处装置空气过滤设备，以提高空气的洁净度和降低空气的湿度或温度。

（七）密封吸湿

密封是利用严密的库房、容器或其他包装器材，将中药材与空气、湿气、微生物、害虫隔绝的一种贮藏方法。其目的是使中药尽可能地与外界空气隔离，尽量减少湿气侵入中药的机会，保持中药原有的水分，以防霉变、虫蛀及其他质变现象的产生。密封前应注意中药及包装含水量在安全限度内，剔除虫蛀、霉变、泛油等变异不合格部分，密封材料须洁净、干燥。密封的形式可根据中药的种类、数量和性能，采用密封库、密封垛、密封货架（柜、厨）和容器（坛缸、木箱、铁桶等）密封等方式。同时可以加入吸湿剂，如生石灰、氯化钙、硅胶等以吸潮，如此密封和吸湿结合应用，更能增强干燥、防虫蛀、防霉变的效果。密封吸湿还可以利用空气除湿机吸收空气中的水分，降低库房的相对湿度，达到防虫蛀、防霉变的效果。

密封的技术已经发展到真空密封，将中药放入合适的容器，密封后抽真空。这样储存中药效果更佳。

二、 冷藏养护技术

冷藏养护技术是利用机械制冷设备降温，抑制微生物和仓虫的滋生和繁殖，从而达到防虫蛀、防霉变的目的。

采用低温（2~10℃）贮藏中药，可以有效地防止中药虫蛀、霉变、泛油、变色等变质现象发生。但因此法需要一定的设备，费用较大，故主要用于贵重中药、特别容易霉蛀的中药以及无其他较好办法保管的中药。例如：鹿茸、哈蟆油、人参、菊花、枸杞子等常用此法。

冷藏最好在梅雨季节前进行，并且过了梅雨季节才可出库。进入冷藏库的中药含水量必须是在安全标准范围内，并用木箱包装，内衬防潮纸或沥青纸防潮，也可装塑料袋，然后将木箱密封防潮。如在梅雨季节中由冷藏库发出，则应从速出售，不宜久藏。出库中药宜待温度回升至室温，然后开箱，避免使冷却的中药忽然接触外界湿暖的空气，造成表面的结露现象，使中药受潮更易霉变、虫蛀。同时冷藏温度不能低至0℃以下，以免因受冻降低质量。

三、 埋藏养护技术

（一） 砂子埋藏法

砂子主要成分是二氧化硅。干燥的砂子不易吸潮，能够防止害虫的潜伏和霉菌的蔓延。适用于完整中药如党参、怀牛膝、泽泻、板蓝根、白芷、山药等埋藏养护。目的是为了隔绝外界湿气侵入，防止虫蛀、霉变、泛油等质变现象的产生。

少量中药的埋藏可用木箱或大口缸等容器。先将充分干燥的砂子铺于容器底，再将药材分层平放，每层间均撒盖砂子，砂子厚度4~7cm，但容器上下和四周砂子应稍厚一些，7~13cm即可。将储存容器置于干燥通风处。

大量中药可先将药材装于木箱，严密封好。然后在干燥库房的地面上铺上一层充分干燥的砂子，将盛装中药的木箱按顺序摆好，每箱之间留有距离，上面覆盖一层砂子，再堆码第二层箱子，也以砂子覆盖，直至堆码至适当高度为止。

（二）石灰埋藏法

石灰主要成分为氧化钙，为白色（或灰白色）颗粒，吸湿性较强。在潮湿空气中能逐渐吸收空气中的水分，变成熟石灰（消石灰），主要成分是氢氧化钙。石灰埋藏法适用于动物类中药，如刺猬皮、金钱白花蛇、蜣螂虫等，因为此类中药在夏季稍遇湿气，就容易泛油、变味等。一般采用大小适宜的木箱或缸等容器，先用双层纸将中药包好，注明名称，然后放入容器内，以石灰恰好埋没所储存中药为度。如果数量较少，可将几种药材同储之。

使用石灰埋藏，要防止与大量水分接触，以免迅速反应，大量发热，引起火灾。石灰吸潮后生成氢氧化钙，具有较强的腐蚀性。因此在储存时，对忌碱的中药商品不宜用石灰埋藏。此外，石灰吸水后从空气中吸取二氧化碳，产生化学变化，同时放出水分。因此，石灰吸潮后必须及时撤换。

（三）糠壳埋藏法

糠壳埋藏即是利用谷糠、稻壳的隔潮性能，将中药埋入谷糠、稻壳中，使外界湿气不致侵入，保持中药干燥。同时由于谷糠、稻壳埋藏物的填充，使中药周围的空气减少，霉菌、害虫较难生存，外面的霉菌、害虫也不容易侵入。糠壳埋藏适用于易霉变、虫蛀、黏结等质变的中药，如党参、白芷、阿胶、鹿角胶等。在埋藏前药材须经干燥处理，摆放时尽量挤紧，减少空气，埋入谷糠或稻壳内，必要时埋藏后密封。糠壳埋藏可防止中药霉变、软化或碎裂等质变现象的产生。

（四）地下室储存法

地下室储存中药，由于气温较低，不直接受到太阳光照射，空气较干燥。适用于怕光、怕热、怕风、怕潮、怕冻等中药的储存。

地下室具有冬暖夏凉的特点，气温比较恒定。在地下室储存中药时，对于含水量较大的中药，可及时进行摊晾，能够防止霉变或其他质变现象的产生。对于怕光、怕热、怕冻及含挥发油的中药，例如细辛、薄荷、当归等，在地下室内储存时，可避免由太阳光照射引起的变色、气味散失、泛油等质变现象。又如苦杏仁、柏子仁、火麻仁等油脂性较大的中药，在太阳光下照射或气温太高时，容易氧化、分解、变色，油质外溢，而在地下室储存，由于温度较低可避免质变。某些易虫蛀、霉变的中药如大枣、薏苡仁、郁李仁等，在地下室储存，可有效地防止虫蛀、霉变等。另外，地下室储存中药，还可有效地防止中药粘连、风化、变色等质变现象的产生。

地下室是储存中药的天然有利场所，比较经济适用。但地下室作为储存中药的场所还存在一定的缺点，例如，须安装空调机及其他换气通风设备，以便在气候突变的情况下有计划地适当调节室内的温度、湿度，保证中药的质量。

四、 对抗同贮养护技术

对抗同贮是利用不同品种的药材所散发的特殊气味、吸潮性或特有的驱虫去霉化学成分来防止另一种药材虫蛀、霉变或变色等质变现象的一种储存养护方法。常见的对人畜无毒害而能防治仓储中药及粮食害虫的植物、矿物、食物和中药材有不少，如灵香草、除虫菊、天名精、闹羊花、吴茱萸、花椒、黑胡椒、辣蓼、大蒜、千里光、干辣椒、荜澄茄、花生油等。此外，灶心土、生石灰、高度白酒等也有一定的防霉、驱虫效果。利用这些中药材、食物等防治仓储害虫，通常有混入同贮法、层积共藏法、垫底覆盖包围法、拌入密闭贮藏法和喷雾撒粉等方法。无论采用哪一种对抗同贮法来防治仓虫和霉菌，一定要实施于中药被虫蛀、霉变以前，而不宜在其后进行，这样才能收到良好的防虫、防霉效果。

（一） 泽泻、山药与牡丹皮同贮防虫保色

泽泻和山药易生虫，牡丹皮易变色。通常在梅雨季节之前，将干燥的泽泻、山药和牡丹皮三者交互层层存放，或者泽泻与山药分别与丹皮一起储存，装在木箱或其他容器内，然后盖严密封放在干燥阴凉处。这样既可防止泽泻、山药生虫，又可防止牡丹皮变色。

（二） 当归防麝香散气、变色

取麝香和当归各 0.5～1.0kg 分件用纸包好，然后一件一件地按顺序装入瓷罐或其他容器内，盖口密封，置干燥处贮藏。这样贮藏的麝香既不变色也不易散失香气。此法忌用火烤日晒，以防变色和散失香气。

（三） 西红花防冬虫夏草虫蛀

西红花与冬虫夏草同贮于低温干燥的地方，可使冬虫夏草久贮不变质。此外，冬虫夏草在装箱时，先于箱内底部放置用纸包好的木炭，再放少量碎牡丹皮，然后在其上面放置冬虫夏草并密封，可防止霉变、虫蛀的发生。如果能在装箱前先将冬虫夏草按 0.5kg 分件用纸包好，再将包件层层堆叠装箱，并于每一堆层之间撒上一薄层石灰粉，直至箱满，最顶一层同样覆撒石灰粉盖严密封，其防潮、防虫蛀的效果更好。

（四） 细辛、花椒护鹿茸

鹿茸为传统贵重中药材，易生虫、难保管。若在锯茸后将细辛碾末调成糊状，涂在锯口和有裂缝处，再烤干，置于密闭的木箱（尤以樟木箱最好），且在箱内撒些樟脑或细辛，盖严密封后置阴凉干燥处储存，按此保存的鹿茸则不易虫蛀。

此外，花椒与鹿茸同贮也能防虫蛀。方法是取鹿茸装入盒子或其他容器内，盒底铺一层花椒，盖严密封贮藏，这样储存保管的鹿茸不易虫蛀、变色。

（五）蜂蜜拌桂圆、肉桂保味色

桂圆肉富含糖类、蛋白质和脂肪，在高温、梅雨季节极易霉变、虫蛀与变色。可将干燥至干爽不黏手的桂圆放进干净的容器内，并加适量的蜂蜜拌匀，然后盛放在洁净的陶瓷缸内密封好，置阴凉干燥处储存。用此法储存保管桂圆肉能安全度过 2 个夏季，且色味完好。

另外，在容器的底部盛放一碗蜂蜜，然后放上带孔的隔板，将肉桂置于隔板上加盖密封储存，这种储存方法可保持肉桂色、香、味不变。

（六）大蒜防芡实、薏苡仁生虫

芡实和薏苡仁含丰富的淀粉，在储存保管中极易虫蛀。如果在中药中加入适量用纸包好的生大蒜瓣（并于纸包上扎刺一些小孔洞，使大蒜挥发的气味得以扩散），即可起到良好的防虫效果。其做法是将芡实或薏苡仁与生大蒜按 20：1 的比例拌匀，装入缸内或其他容器密封存放。

此外，大蒜头与土鳖虫、斑蝥、全蝎、僵蚕等虫类药物同储，即能使这些虫类药材不易生虫。

（七）荜澄茄驱除黄曲霉毒素

黄曲霉毒素是诱发人体癌症的罪魁祸首，为了防治黄曲霉的污染危害，可用荜澄茄芳香油来驱除中药和食品中的黄曲霉毒素及其他霉菌，均有较好的防治效果。另外，用荜澄茄芳香油来熏蒸杀虫，效果也很好。

除采用上述现代芳香油新技术以外，也可采用传统方法直接用荜澄茄防虫。做法是将中药顺序放进木箱或其他容器中，同时在容器四角和上下放适量的荜澄茄（用纸包好），然后将容器四周缝隙封严，置阴凉干燥处储存，这对防治易生虫的蕲蛇、乌梢蛇、金钱白花蛇虫蛀，以及各种虫类中药防质变的效果十分理想。

另外，与荜澄茄具同样效用的花椒也可广泛利用其辛辣气味防止有腥味的肉质蛇类及其他中药的虫蛀、霉变，方法同上述的荜澄茄防虫，而且还可将花椒直接撒在被贮藏中药上。

（八）姜防蜂蜜"涌潮"

蜂蜜于夏季易发酵上涌，俗称"涌潮"。为了防止这种变异现象，可将生姜洗净，晾干水分后切片撒于蜂蜜上（每 100kg 蜂蜜用姜 2~3kg），盖严密封即可防止蜂蜜发酵"涌潮"。若事先未采用此法，即使蜂蜜已经发生"涌潮"现象，同样可用生姜压汁滴入蜂蜜内使"涌潮"下落，并且再于蜜上撒些姜片盖严置阴凉处储存，仍可防止"涌潮"再起。

中药对抗同贮养护技术的方法还有许多，如人参与细辛同贮；明矾与柏子仁同贮；冰片与灯心草同贮等。

五、 化学药剂养护技术

化学药剂养护技术是采用化学药剂来预防或杀灭仓虫、霉菌的方法。通常分为防霉剂和杀虫剂，但有些化学药剂既有杀虫作用，又有防霉效果。理想的中药防霉、杀虫药剂是对人类无害的，而且是挥发性强，有强烈的渗透性，能渗入包装内，效力确实，作用迅速，可在短时间内杀灭害虫和虫卵，防霉效果持久，杀虫后能自动挥散，对中药的质量没有影响。新中国成立以来，开发应用了多种杀虫防霉的药剂，有些药剂因毒性大、残留量高，被禁止使用。目前仍在使用的中药材化学药剂养护技术主要是磷化铝熏蒸法。但商务部发布的中华人民共和国国内贸易行业标准《中药材仓储管理规范》（推荐标准）中要求"在中药材储存过程中不应使用磷化铝熏蒸"。另有"除虫菊酯""灵香草驱虫液"等无公害绿色杀虫剂在防治仓储害虫中使用。

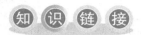

高效广谱杀虫剂——除虫菊酯

除虫菊既是一种医用中草药，也是著名的农药植物。其主要杀虫成分除虫菊酯是国际公认的高效、无毒、无污染的天然广谱强力杀虫剂，普遍用于杀灭农作物害虫、粮药仓库害虫及苍蝇、蚊子等，是目前防治害虫最理想的一种药用植物，可广泛用于仓储中药材的防霉驱虫养护。

除虫菊对人畜无毒无害的优点，在于它对害虫、蚊、蝇、蚤、甲虫、蛾等昆虫有驱杀作用，对哺乳类及鸟类等动物却很安全。故用其制成煤油浸剂，可喷杀蚊、蝇和虱子；制成烟熏剂可以驱蚊和驱杀仓储药材的多种害虫。作为药材防虫养护剂，可用除虫菊制剂供作仓库消毒（既可喷淋也可熏蒸），或混合药材同储防虫，以及对生虫长霉药材的治救（可将除虫菊药直接喷洒于虫害药材上）。

磷化铝熏蒸法多用磷化铝片剂，主要成分：由磷化铝、氨基甲酸铵及赋形剂等混合压成直径20mm，厚5mm，重3g的片剂。可生成有效磷化氢约1g。片剂露置空气中会慢慢吸收空气中的湿气而分解产生磷化氢，其化学反应式为：

$$AlP+3H_2O \rightarrow Al(OH)_3+PH_3 \uparrow$$

添加氨基甲酸铵在吸湿后能产生二氧化碳和氨，可防止磷化氢自燃，其化学反应式为：

$$(NH_4)CO_2 \cdot NH_2+H_2O \rightarrow 2NH_3 \uparrow +CO_2 \uparrow +H_2O$$

磷化氢是无色剧毒气体，具有大蒜臭或乙炔臭，有"警戒性"。由于分子量小，沸点低，具有较强的渗透性和扩散性，不易被中药吸附，故散气快，杀虫效力极高，能杀死仓库害虫的卵、蛹、幼虫和成虫，且对霉菌也有一定的抑制作用。

（一）施用方法

根据中药数量的多少，可采用塑料帐密封货垛，或全仓密封熏蒸。根据货垛体积采用在垛上和通道地面上设多点投药，可采用铁盘、木盘、搪瓷盘等盛放药片，将药片摊开，药片不要直接接触包装和药材。帐幕熏蒸可将盛放药片的容器放在货垛边。

根据货垛体积每 $1m^3$ 用药 5~7g，如用密闭库熏蒸，空间部位每 $1m^3$ 用药 2~3g。动物类中药用量需酌情增加（约增30%）。施药后，立即密闭库口，当库温2~15℃时需密闭5天，16~20℃需密闭4天，20℃以上时需密闭3天。相对湿度低时应适当延长密闭时间。

熏蒸后通风散毒应先开下风口，再开上风口，通风散毒不少于3天，通风后将磷化铝残渣运往空旷处挖坑深埋。

为减少残毒和污染，可在密封降氧的条件下，用低剂量的磷化铝熏蒸，即"低氧低药量防治法"。

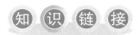

低氧低药量防治法

低氧低药量防治仓虫，是化学防治在向气调养护的过渡中或作为气调自然降氧的补充手段而产生的。使用化学药剂防治仓虫虽然效果快，但用药量大，有残毒和污染严重，而自然降氧如遇药材陈久，温度低，湿度小，则降氧速度很慢，往往只能将氧气浓度降至10%左右，达不到防虫杀虫的效果，为了避免化学养护之弊，弥补自然降氧之不足，特别是在无降氧制氮机的条件下，两者结合起来可发挥较好的防治效果。

有效防治仓虫的投药量，为氧浓度10%~15%或二氧化碳浓度12%~17%，磷化铝用量0.1~0.3g/m³，比直接使用化学药剂防治用药量减少20~50倍。

（二）注意事项

1. 开筒取磷化铝片剂时，筒口应向外，不要对准面部。

2. 使用磷化铝时，为防止爆鸣燃烧，应注意分散施药。每一施药点的片剂不要重叠。

3. 严防遇水，磷化铝片剂切不可直接与雨水、帐幕内的结露水和潮湿的包装物接触，以免加速分解，使磷化氢浓度骤增而引起燃烧。

4. 磷化铝片剂施药点附近要保留一定空间，以便磷化氢气体的顺利扩散，防止燃烧。

5. 本品有剧毒，施用过程应戴防毒面具、橡皮手套，操作时严禁吸烟及携带易产生火星的物品。

6. 施药应先上后下，先内后外，施药完毕，用肥皂水洗手，温水漱口。施药应均匀，防止产生死角。

7. 施药完毕数小时后，可用硝酸银试纸检查熏蒸场所周围及门窗等密封处，测试有无漏气情况，如有漏气，试纸即变黑，应立即补封。

8. 对磷化氢气体熏蒸效果起关键作用的是密封时间，不是高剂量，因此应严格掌握熏蒸时间。

项目二 中药储存现代养护方法与技术

一、气调养护技术

气调养护是指在密闭条件下，人为调整空气的组成，造成低氧环境，抑制害虫和微生物的生长繁殖及药材自身的氧化反应，以保持中药品质的一种养护方法。该方法可杀虫、防霉，还可在高温季节有效防止泛油、变色、变味等现象的发生，费用少、无残毒、无公害，是一项科学而经济的技术。

（一）气调养护的概念及原理

所谓"气调"，即"空气组成的调整管理"。用气调方法对贮藏商品的养护，称"气调养护"，也称"气调贮藏"。简称为"CA贮藏"（英语 Controled Atmosphere 的缩写，词义是"空气控制"）。

气调养护的原理是将中药材置于密闭的环境内，对空气中影响中药质变的氧的浓度进行有效控制，人为造成低氧状态，或人为造成高浓度的二氧化碳状态。中药在这样的环境中，新的害虫不能产生和侵入，原有的害虫窒息或中毒死亡，微生物的繁殖及中药自身呼吸需要的氧气都受到了抑制，并且阻隔了潮湿空气对中药的影响，防止了中药虫蛀、霉变、泛油、变色、潮解、风化等质变现象的产生，从而确保储存中药品质的稳定。

（二）气调养护的密闭技术

气调养护的基础是密闭。气调养护必须具备能控制气体成分的仓容或容体（如塑料薄膜罩帐），才能使气调养护过程得以进行。气调的密闭方式按区域划分，有地上密闭、地下密闭和水下密闭三种形式。目前国内多采取地上密闭法。地上密闭按性质又分硬质结构和软质结构。在中药气调养护技术中，硬质结构是利用库房改建为气调密闭库，软质结构目前多采用塑料薄膜罩帐密封货垛。

1. **气调密闭库** 气调密闭库养护中药，具有性能良好、节省仓容、方便管理、成本较低、经久耐用等特点，能较全面防治中药的质变。在应用范围上，还可用于密封储存、吸湿储存等。气调密闭库的技术要求是：库房结构通常是钢筋混凝土，以承受气体置换中形成库内外的压差；密闭材料的选择要兼顾气密性和隔湿性；密封层的组成和处理，用沥青和塑料薄膜作为气调库密闭材料，采取"沥青-塑料薄膜-沥青"组成密闭层，处理库房内壁，以起到隔湿、隔气、防腐的作用；库门应密闭处理；气调设施与库内装置等均应在密闭层处理之前进行。气调密闭库经干燥后才能使用。

2. **塑料薄膜罩帐** 塑料薄膜罩帐，又称塑料薄膜帐幕，简称塑料薄膜帐（塑料帐），也有按结构性质称为"软质仓"。采用这种密闭方法的气调养护，简便易行，具有投资少、方法简单、收效快等特点。

（1）塑料薄膜的选择 气调养护的塑料薄膜，其质量的优劣取决于下列性能：①透气性：是指塑料薄膜对气体的透过性能。将其制成罩帐密闭养护中药，则体现为气密性。以每天氧气回升率在 0.2% ~ 0.4% 以内为性能良好，超过 0.5% 则影响养护效果。透气大小与薄膜的厚度、面积、时间、气体压差、温度等因素有关。②透湿性：指水蒸气对塑料薄膜的透过性能。用于气调养护的塑料薄膜应透湿性小。透气率低的塑料薄膜也同样具有相应的隔湿性能，即透湿性小。③耐用性：耐用性的选择往往与塑料薄膜本身的拉伸强度、断裂伸长率、弯曲强度、冲击强度、摩擦系数、疲劳、蠕变、持久强度、耐老化性等有关，以透气率低、气密性强为前提。④工艺性：将塑料薄膜制成罩帐，一般采用热合法，热合温度是塑料薄膜耐热性表现，如聚乙烯为 50 ~ 110℃、聚氯乙烯为 140 ~ 180℃。⑤经济性：即来源容易、花钱少、效果好，有利于降低养护费用。

根据上述选材要求，0.3mm 聚氯乙烯（PVC）塑料薄膜，气密性较好，不渗湿，耐腐蚀，抗压抗拉力强，是目前较佳的一种软质气密材料。

（2）塑料薄膜的制作与密闭 塑料薄膜的制作与密闭过程分为罩帐的设计下料、热合制帐和密闭药材 3 个步骤。①罩帐设计：一般以长方形或方形向上堆码成货垛设计。按照货垛宽、长、高度确定罩帐下料的基本长度和宽度，并留有活动余地 30 ~ 50cm。②罩帐制作：即根据设计下料，热合制成五面罩帐或六面罩帐并安装相关装置。其步骤为查料补漏、热合罩帐、气调及测试装置。③罩帐密封：制成的塑料薄膜罩帐对中药的密封，有六面帐和五面帐的不同。以六面帐气密性强，适合大宗中药较长时间的养护，但较五面帐费工费时。五面帐与地面接合密封，有粘贴法，压合法和粘贴、压合相结合等方法。

（三）**气调养护的降氧技术**

降氧是气调养护的一个中心环节。目前采用的降氧方法主要有充氮降氧、充二氧化碳降氧、自然降氧和气调剂降氧。

1. **充氮降氧** 氮气是一种惰性气体。无色，无臭，相对密度 0.976，难溶于水，化学性质非常稳定。氮气来源，主要分工业生产的钢瓶氮气和氮气发生器（制氮机）产气。充氮降氧既适用于气调密闭库，也适用于塑料薄膜罩帐密闭的中药货垛。充氮降氧是目前使用较为广泛的一种气调降氧技术。

（1）充氮降氧的技术指标 气调养护的效果，主要是由杀虫防虫的气体指标及相关因素决定的，具有气调杀虫、防虫的有效指标，也能防霉、抑菌，防止泛油、变色、风化等质变。充氮降氧对仓虫的防治作用由以下因素及指标构成：

1）气体指标：主要是指氧气浓度。一般氧气浓度在8%以下能防虫，2%以下能使害虫脱氧窒息死亡，1%以下能加快害虫死亡速度，0.5%以下可以杀螨和抑菌。

2）温度因素：低氧致死害虫有一定的温度要求。当环境温度不适时，害虫能发生兼性休眠，在越过不良环境后能增加抗逆性能。一般氧气浓度2%以下，温度应在25～28℃才具有可靠的杀虫效果。

3）湿度作用：湿度过高，会降低杀虫效果，反之则增强杀虫效果。如在氧气浓度2%，温度30℃，密闭48小时，相对湿度在52%和100%，玉米象成虫致死率分别为100%和5%。

4）时间要求：氧气浓度配合温度、湿度的作用，还必须以一定的时间作为保证。否则仍然达不到致死仓虫的养护效果。氧气浓度2%以下，温度25～28℃，可靠的有效杀虫时间应为15～30天。

（2）气体置换技术

1）密闭库的气体置换：为保证库房的安全，通常采用"先充后抽"，按比例限量10%～15%的方法保持一次平衡。即按库内空间先充气10%～15%，再抽气10%～15%。反复充抽气平衡，逐渐将库内氧气浓度降低，直至达到要求为度。

2）塑料帐的气体置换：通常采用"先抽后充"的方法。即先用抽风机或真空泵将帐内气体抽至薄膜紧贴中药货垛为止，并检查是否漏气，然后再充入氮气，充至薄膜胀满为度。应重复数次抽气和充气，直到符合要求。

2. 充二氧化碳降氧 不仅是降低氧浓度，而且主要是靠高浓度二氧化碳直接作用达到养护效果。二氧化碳为无色、无臭气体，相对密度1.53，比空气重。在高压或低温下为无色液体或白色固体。二氧化碳气体的来源，分工业产品钢瓶二氧化碳和自制二氧化碳发生器两种。目前中药系统多使用钢瓶二氧化碳。

（1）充二氧化碳的技术指标 高浓度的二氧化碳是防治虫蛀、霉变、泛油、变色等的主要因素。但同时仍然有温度、湿度及时间的作用，否则是达不到养护效果的。

1）防虫指标：通常二氧化碳浓度在20%以上，才能达到有效可靠的防虫作用。

2）杀虫指标：能有效地杀死幼虫、蛹和成虫的二氧化碳浓度在35%以上，温度25～28℃，作用时间15～25天。

（2）二氧化碳的置换技术 用钢瓶二氧化碳气调养护中药，仅用于塑料帐内。置换方法是用抽风机或真空泵先抽出帐内的气体，在薄膜紧贴堆垛以后，再灌注液化二氧化碳进行气体置换。当二氧化碳浓度达到35%以上时，即可停止灌注，一般2天以后帐内二氧化碳就可渗和平衡。若以杀虫为目的，浓度达不到35%以上时，应当补充灌注，使其达到要求。若用于防虫，渗和平衡后的二氧化碳浓度达到20%以上即可。

3. **自然降氧** 所谓自然降氧，是在密闭的条件下，利用微生物、害虫及中药自身等的呼吸作用，消耗密闭环境内的氧气，使含氧量逐渐下降，二氧化碳量相应上升，造成对霉菌和害虫的恶劣环境，在缺氧状态下害虫窒息死亡，微生物受到抑制，从而达到安全贮藏中药的目的。此类方法养护中药，需要的材料和设备较为简单，投资少，简便易行。主要用于中药防虫、防霉，有的也能用于杀虫和防止泛油等质变。自然降氧的养护适用于果实、种子等植物类中药。

采用自然降氧法的降氧浓度、降氧速度，取决于被养护对象、密封体积内的温湿度和密闭性能等。自然降氧的具体方法和要求是：以六面帐的密封效果好，罩帐密封中药货垛以后，先抽气使薄膜紧贴堆垛，再使其自然降氧。

4. **气调剂降氧** 通过放置气调剂，改变仓储环境的气体成分，是一种新型气调养护技术。气调剂主要成分为铁、碳粉、盐、水等，通过气调剂简单的电化学反应与物理吸附的方式，降低密闭贮存环境中的氧气浓度，提高二氧化碳浓度以及平衡相对湿度，营造出一个虫（卵）、霉无法生存的密闭环境，同时抑制中药材氧化变色，保持中药材水分稳定不散失，最终实现中药材在储存过程中品质保持基本不变。

气调剂降氧防治虫害、霉变的技术指标是：氧气浓度2%以下；二氧化碳浓度5%以上；相对湿度45%～75%；保持时间30天以上。

该技术对中药材的养护形式主要分为大垛、气调箱和气调袋三种。大垛密封主要适用于库房中大量的、长时间放置的药材养护或者按照生产计划分批使用的药材养护。气调箱或气调袋是为了满足中药材在物流运输过程中进行气调养护，以及适应中药材商品交易特点（零星及多次存取），主要是弥补中药材进行大垛气调养护时不便于零星及多次存取和运输的不足。

（四）气调养护的管理技术与注意事项

密闭是基础，降氧是中心，管理是气调养护的根本保证。

1. **查漏** 在实施气调养护过程中，对薄膜罩帐、密封容器应经常检查，检测鼠咬或其他损伤造成的漏气。凡发现有漏气之处，应立即将其补妥。如气体指标达不到养护要求，还应补充氮气或二氧化碳。

2. **测气** 是检测密闭环境内气体成分变化情况，判断气调养护效果的主要方法。管理中的测气应经常定期进行，直至养护结束。气调初期，应每天一次；气体稳定后，可3～7天一次定期进行。使用气调剂进行气调养护，密封后第15天、30天各检测一次氧浓度，之后每隔30天检测一次；密封后第30天检测一次二氧化碳浓度，之后每隔90天检测一次。检测气体的仪器主要有奥氏气体分析仪和CH-2型氧、二氧化碳测定仪等。

3. 测水分　气调养护的中药含水量应在安全范围内。为了掌握中药水分含量的变化，气调密封之前和启封以后，均应进行中药水分的测定，以便及时采取技术措施，防止变异。

4. 测温测湿　在气调养护管理期间，必须系统地观察中药密封罩帐或库房内外温湿度的变化，认真做好记录。分早、中、晚定时观察，得出日平均温湿度，以及温度的最高和最低值的变化。

5. 预防结露　在气调养护管理中药期间，薄膜罩帐内壁，因温湿度变化而出现的水汽凝结现象，称之"结露"，在我国南方地区尤易产生。预防方法：

（1）密闭养护的中药含水量应较低，并在安全范围内。

（2）防止温度的急剧变化。

（3）在空气相对湿度低时密封。

（4）在结露前抽出帐内过湿气体，充入较干燥气体，可在不同程度上预防结露，或减轻结露所带来的危害。

二、 远红外加热干燥养护技术

远红外加热干燥技术是20世纪70年代发展起来的一项养护技术。干燥的原理是利用电能转变为远红外辐射出去，被干燥物体的分子吸收后产生共振，引起分子、原子的震动和转动，导致物体变热，经过扩散、蒸发现象或化学变化，最终达到干燥的目的。除利于药材干燥外，还具有较强的杀虫、灭卵及杀菌能力。

红外线介于可见光和微波之间，是波长为 $0.72 \sim 1000 \mu m$ 范围的电磁波，一般将 $5.6 \sim 1000 \mu m$ 区域的红外线称为远红外线。目前，辐射远红外线的物质主要是由金属氧化物如氧化钴、氧化锆、氧化铁等混合物所构成，用这些物质制成的远红外辐射元件能产生 $2 \sim 15 \mu m$ 以上直至 $50 \mu m$ 的远红外线，产生的温度可达 $150℃$。

近年来远红外干燥在中药材、中成药及中药饮片等脱水干燥及消毒中都有广泛应用。如对丸、散、膏、丹等中成药脱水干燥及消毒，糖衣片的烘干，药瓶的干燥消毒等。远红外干燥灭虫与日晒、烘烤等比较，具如下优点：

1. 加热灭虫速度快，脱水率高　干燥时间一般为烘烤干燥的1/10。如热风干燥饮片为6~8小时，水泛丸为6~10小时，而远红外干燥分别仅需10~20分钟及16~20分钟。

2. 提高灭虫、杀菌效率　远红外干燥可达表里同时干燥，避免原加热方式的外焦内湿现象，而且药物在密闭箱内进行干燥，受大气中杂菌污染的机会大为降低，具有较强的灭虫、杀菌及灭卵能力。如开胸顺气丸用烘烤干燥后含有杂菌400个/g，若用远红外干燥则含170个/g。同时，其避免了烘烤烟气中所含的有害物质，如硫化物等对中药的污染，有利于中药的储存。

3. **便于自动化，减轻劳动强度** 热风烘烤中药，质量无保证，劳动强度大；若用远红外干燥，可使加料、干燥灭虫、出料全部机械化，以提高生产效率。

中药品种繁多，形状差异很大。对不易吸收远红外线的中药或太厚（大于10mm）的中药，均不宜用远红外辐射干燥。

三、 微波干燥养护技术

中药微波加热干燥是从20世纪60年代迅速发展起来的一项新技术。微波是指频率为300~300000MHz（兆赫）、波长为1m~1mm的高频电磁波。目前，我国生产的微波加热成套设备有915MHz和2450MHz两个频率。微波干燥是一种感应加热和介质加热，是由微波能转变为热能使物料干燥的方法。其原理为中药中的极性水分子和脂肪等能不同程度地吸收微波能量，因电场时间的变化，使极性分子发生旋转震动，致使分子间互相摩擦而生热，从而达到干燥灭虫、灭菌的目的。微波加热设备主要由直流电源、微波管、连接波导、加热器及冷却系统等组成。

经试验，夜交藤、山药、生地、草乌及中成药安神丸、脑立清等用微波进行烘干效果较好，一般比常规干燥时间缩短几倍乃至百倍以上，药材中所含的挥发性物质及芳香性成分损失较少。微波干燥既不受燃烧废气的影响，又能杀灭微生物及霉菌，具有消毒作用，可以防止发霉和生虫。据研究，用微波对中成药灭菌，无论是水丸、浓缩丸、小颗粒、散剂均有一定的效果。尤以水丸、浓缩丸效果最为显著，如开胸顺气丸、参苏理肺丸、风湿镇痛丸、止咳定喘丸等药物经微波照射3.5分钟后，灭菌率达90%以上。另外，接种到散剂内的大肠杆菌、绿脓杆菌和金黄色葡萄球菌经微波加热2.7分钟后，全部杀死。微波灭菌同物质的性质及其含水量有密切的关系，由于水能强烈吸收微波能，故含水量越高，吸收的微波能越多，产生的热能越大，灭菌效果就越好。因此，水丸、浓缩丸的灭菌效果较好。

微波干燥具有如下优点：

1. **干燥速度快，时间短** 因微波能深入物料的内部，不是依靠物料本身的热传导，故只需常规方法的1/10~1/100时间就可完成加热过程。

2. **加热均匀** 由于微波加热不是从外部热源加进去的，而是在加热物内部直接产生，故尽管被加热物性状复杂，加热也是均匀的，不会引起外焦内生、表面硬化等现象。

3. **产品质量高** 由于时间短，水分吸热量大而排出，物料本身吸热量少，不会过热，因此能保持原有的色香味，有效成分破坏也较少，有利于提高产品质量，且具有消毒、杀虫灭菌的作用。

4. **热效率高** 由于热量直接来自干燥物内部，因此热量在周围大气中损耗极少。

5. 反应灵敏 常规加热方法，如电热、蒸汽、热空气等，达到一定温度需要预热一定时间，而停止加热时，温度下降又需要较长时间。采用微波干燥，开机 5 分钟后即可正常运转，而且自动控制容易。

四、 气幕防潮养护技术

气幕又称气帘或气闸，是装在库房门上，配合自动门以防止库内冷空气排出库外、库外潮热空气侵入库内从而达到防潮目的的装置。因为库内外空气不能对流，就可减少湿热空气对库内较冷的墙、柱、地面等处形成"水淞"（即结露）现象，从而保持储存中药的干燥，防止中药霉变。实验数据表明，采用此法，即使在梅雨季节，库内相对湿度和温度也相当稳定。

气幕装置分为气幕和自动门两大部分，用机械鼓动的气流，通过风箱结构集中后，从一条狭长缝隙中吹出形成帘幕。主要部件有电动机、风叶及风箱。电动门以电动机转动蜗杆，带动链轮、链条与门的滑轮装置一起移动，并与风幕联接。门开启时风幕开始工作，门关闭时风幕即停止工作。库门安装气幕装置的先决条件是库房结构要严密，外界空气无侵入的孔隙，否则效果亦不佳。气幕只能在开门作业时起到防护作用，没有吸湿作用。因此，必要时仍需配合除湿机使用。

五、 除氧剂封存养护技术

除氧剂包装封存养护技术是继真空包装、充气包装之后发展起来的一种商品包装的储存养护新技术。除氧剂封存养护中药能防止虫蛀、霉变、变色、氧化等质变现象的产生。除氧剂是由经过特殊处理的活性铁粉制得的化学物质，它和空气中氧气接触发生化学反应，达到除氧的目的。通常将这种活性铁粉制成颗粒状、片状，并把它们包装于一定规格的透气的特制纸袋中，把这种小包装的除氧剂和需要保管的中药封装在密封的容器中进行储存。除氧剂封存养护中药具有效果可靠、操作简便及性能安全等优点。除氧剂封存养护中药，不需要真空包装、充气封存，也不与中药直接接触，除氧剂无毒、无污染、无公害。

除氧剂的外包装打开后就开始吸氧，故应在规定时间内用完，一次使用后，不能再次使用；除氧剂沾上油和水，吸氧能力会下降，使用时要加以注意；暂不使用的除氧剂应保存于冷暗干燥处，以延长其使用寿命。

六、 辐射防霉除虫养护技术

辐射防霉除虫养护即利用辐射灭菌法达到防霉、除虫的效果。本法主要是将灭菌物品置于适宜放射源辐射的 γ 射线或适宜的电子加速器发生的电子束中进行电离辐射而达到杀灭微生物的方法。最常用的为^{60}Co-γ射线辐射灭菌。应用放射性^{60}Co产生的γ射线辐照中药与其他物质时，附着在物质上的霉菌、害虫吸收放射能和电荷，很快引起分子电离，从而产生自由基。这种自由基由分子内或分子间的反应过程诱发射线化学的各种过程，使机体内的水、蛋白质、核酸、脂肪和碳水化合物等发生不可逆变化，导致生物酶失活，生理生化反应延缓或停止，新陈代谢中断，霉菌和害虫死亡，故能有效地保护中药的品质。

用^{60}Co-γ射线处理中药，是目前较理想的灭菌方法，具有效率高，效果显著；不破坏中药外形，不影响药效；不会有残留放射性和感生放射性；在不超过1000kcd的剂量下，不会产生毒性物质和致癌物质等优点。

此外，还有蒸汽加热、环氧乙烷防霉、无菌包装等，也逐渐应用于中药养护，使中药储存养护技术越来越走向现代化。

复习思考

1. 分别列举中药储存基本养护方法与技术和中药储存现代养护方法与技术。
2. 简述石灰埋藏法的适用范围及注意事项。
3. 比较地下室贮藏法与冷藏养护的不同。
4. 列举说明常见的中药对抗同贮品种有哪些。
5. 气调养护的原理是什么？有哪些优点？应注意什么问题？
6. 除气调养护技术外，中药储存现代养护方法与技术还有哪些？

模块六

中药仓库害虫与防治

【学习目标】
1. 掌握环境条件对中药仓虫的影响；中药仓虫检查与防治。
2. 熟悉常见中药仓虫及传播途径。

中药品种多，来源复杂，营养丰富，在储存过程中由于仓储环境以及各方面因素的影响易发生被仓库害虫蛀蚀的现象。中药被虫蛀后内部组织遭到破坏，出现圆形孔洞，严重的被蛀成粉末，失去药用价值。仓虫的尸体、排泄物等甚至产生有毒、有害物质，危害人民群众的身体健康。因此，在中药储存保管中要特别注意对仓虫的防治。

项目一　常见中药仓虫

中药仓虫的种类很多，通过对我国 14 个省市自治区进行仓储害虫的调查，整理出我国中药仓虫 211 种，隶属 2 纲，13 目，59 科。其中绝大多数中药仓虫来源于昆虫纲鞘翅目和鳞翅目，少数和极少数为昆虫纲等翅目、缨毛目、啮虫目、蜚蠊目的昆虫。鞘翅目仓虫，俗称"甲虫类"仓虫；鳞翅目仓虫，俗称"蛾类"仓虫。危害中药的仓虫种类以甲虫类最多，其次是蛾类仓虫，还有属于蛛形纲的螨类仓虫。

一、甲虫类仓虫

甲虫类仓虫即为鞘翅目仓虫，是动物界最大的一个目，也是中药仓虫中最大的一个类群。鞘翅目仓虫的主要特征是：成虫口器为咀嚼式，触角一般 10～11 节，前翅发达，呈角质，称为鞘翅；后翅膜质，通常折叠于鞘翅下，也有的后翅较短或完全退化。幼虫口器发达，咀嚼式，胸部有足 3 对，无腹足，也有些种类无胸足，蛹为裸蛹，属完全变态。

1. 药材甲 *Stegobium paniceum* L.　　属鞘翅目窃蠹科，俗名药栈甲虫、药甲、药谷盗。成虫长 2～3mm，红栗色或深栗色，密被细毛，头隐于前胸下，触角 11 节，末 3 节呈扁平三角形，余为细小念珠状，前胸背近三角形，后缘微宽于鞘翅的基部，鞘翅上具明显的纵点行。幼虫体长，体上被细毛短而稀，腹部背面排列有一列褐色小短刺（图 6-1）。我国大部分省区都有分布。可危害根及根茎类、花类、果实种子类、动物类等多类中药，如党参、甘草、羌活、泽泻、山药、白芷、桔梗、柴胡、防风、菊花、陈皮、瓜蒌、土鳖虫等。

2. 米象 *Sitophilus oryzae* L.　　属鞘翅目象虫科，俗名象鼻虫、铁嘴。成虫体长 3～4mm，初羽化时赤褐色，后变为黑褐色。触角膝状，8 节，口吻前伸呈象鼻状，故称米象。后翅发达，可以飞翔。卵长椭圆形，约 0.65mm，乳白色，半透明。幼虫外观呈白色，似蝇蛆状；头部淡褐色，体乳白色，足退化，全体分 13 节。蛹长 3.5～4mm，椭圆形，初化蛹时乳白色，继而变褐色（图 6-2）。除新疆外我国各地均有发生，尤以长江以南各省最为严重。主要蛀食种子类中药，如芡实、莲子、薏苡仁及山药、天花粉、白芷等含淀粉较多的中药。

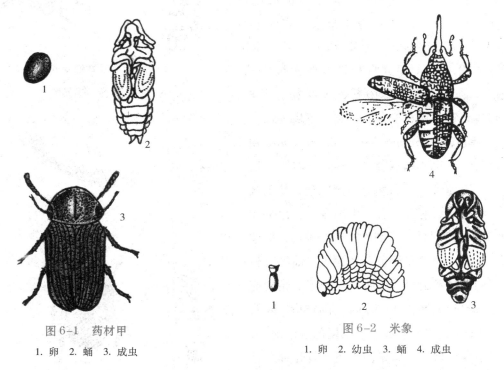

图 6-1　药材甲　　　　　　　　　　　图 6-2　米象
1. 卵　2. 蛹　3. 成虫　　　　　　1. 卵　2. 幼虫　3. 蛹　4. 成虫

3. 谷象 *Sitophilus granaries* Linne　　属鞘翅目象虫科。形态和习性与米象相似（图 6-3），由于成虫无后翅，不能飞翔，仅能在库内繁殖。成虫的耐饥性和对低温的抵抗力较米象强。

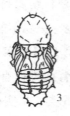 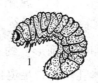

图6-3 谷象

1. 卵　2. 幼虫　3. 蛹　4. 成虫

4. 日本蛛甲 *Ptinus japonicus* Reitter　属鞘翅目蛛甲科。成虫体长 3.4～4.8mm，赤褐色或黑褐色。头部较小，被前胸背板所掩盖。触角丝状，11节，长于体长的1/2。前胸背板中央有一对褐色隆起的毛垫。鞘翅基部或端部各有一白色毛斑。雄虫鞘翅微长椭圆形，雌虫近卵圆形。幼虫体长 4.5～5.5mm，密生淡黄褐色细毛。头部额上有一"八"字形斑纹。腹面末节有一褐色"U"字形肛前骨片（图6-4）。全国各地均有分布。主要蛀食粉性及芳香性中药，如白芷、陈皮、大黄、山药、天花粉、半夏、天南星等。可使药材变色、变味、不堪入药。

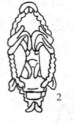 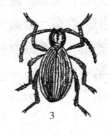

图6-4　日本蛛甲

1. 幼虫　2. 蛹　3. 成虫

5. 黑皮蠹 *Attagenus piceus* Olivier　属鞘翅目皮蠹科。成虫雄体长 2.8～5mm，雌体长约 4～6mm，椭圆形，暗红褐色或黑褐色，体上被黄褐色细毛，头前额方有一中单眼。触角棍棒状11节，末3节膨大，雌性末节圆锥形，雄性末节扁长形，触角浅褐色至黄褐色。前胸背板前缘、侧缘呈半圆形，小盾片三角形。鞘翅掩盖住腹部。幼虫体长 9～10mm，圆锥形，除头部外有12节，第1节最大，至尾部逐渐缩小，各节近后缘处较长。体壁赤褐色，骨化部分被赤褐色毛，骨端簇生黄褐色长毛一束（图6-5）。成虫善飞，也能爬行，且迅速，通常产卵于中药材的表面。主要危害的中药有：板蓝根、

 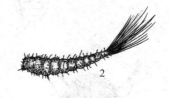 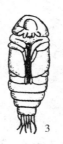 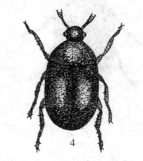

图6-5　黑皮蠹

1. 卵　2. 幼虫　3. 蛹　4. 成虫

干姜、延胡索、防风、白芍、苦杏仁、郁李仁、蛤蚧、乌梢蛇等。

此外，常见危害中药的甲虫类仓虫还有玉米象、烟草甲虫、锯谷盗、长角谷盗、大谷盗、赤拟谷盗等。

二、蛾类仓虫

蛾类仓虫主要为鳞翅目昆虫，是由蛾、蝶类所组成，据统计约有 20 万种，是昆虫纲动物中第二大类，约占仓库仓虫总数的 16%，是危害中药的主要仓虫之一。蛾类（鳞翅目）昆虫的主要特征是：成虫体肢密被鳞片及鳞毛，鳞片上颜色各异，通常形成一定花斑纹。口器虹吸式，幼虫为多足形，头部两侧具侧单眼，口器咀嚼式，胸部 3 节，腹部 10 节，蛹为被蛹，属完全变态。

1. 印度谷蛾 *Plodia interpunctella* Hbn. 属鳞翅目卷螟科，又名印度谷螟、封顶虫。成虫体长 6.5~9mm，翅展 14~18mm，密被灰褐色及赤褐色鳞片，前翅近基部的 1/3 灰黄色，其余 2/3 为赤褐色，并散生黑褐色斑纹，后翅灰白色，半透明。卵椭圆形，乳白色。幼虫体长 10~18mm，头部赤褐色，体淡黄色。蛹长 5.8~7.2mm，细长，腹部通常略弯向背面（图 6-6）。我国各地均有发现，尤以华北及东北地区为害最烈。主要危害果实、种子及含糖类中药，如郁李仁、柏子仁、火麻仁、枸杞子、瓜蒌、党参、当归、南沙参、北沙参等。

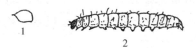
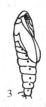
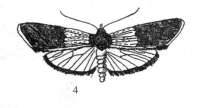

图 6-6 印度谷蛾

1. 卵 2. 幼虫 3. 蛹 4. 成虫

2. 谷蛾 *Tinea granella* L. 属鳞翅目谷蛾科。成虫体长 5~8mm，翅展 12~16mm，前翅银灰色，有褐色斑点，后翅较狭，灰色。幼虫体长 8~11mm，头褐色，体乳白色（图 6-7）。各地均有发现。主要危害果实、种子类及含糖、淀粉较丰富的中药，如党参、苦杏仁、大枣等。

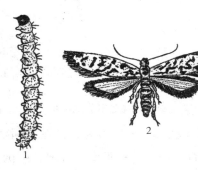

图 6-7 谷蛾

1. 幼虫 2. 成虫

3. 麦蛾 *Sitotroga cerealella* Olivier 属鳞翅目麦蛾科。成虫体长较小，仅 5~6mm，翅展 8~16mm，黄褐色，有光泽。头部平滑，触角丝状。前翅竹叶形，淡黄褐色，后缘具长毛。后翅淡灰黑色，后缘毛长大于后翅宽，灰褐色。幼虫长 6~8mm，乳白色。头小，淡黄色，具侧眼 6 对。全体光滑，胸足极短，腹足退化（图6-8）。分布于全国各地，尤以长江以南地区发生最普遍，危害极大。主要危害果实、种子类中药，如薏苡仁、莲子、芡实、麦芽、赤小豆、胡桃仁等。

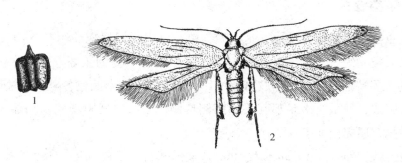

图 6-8 麦蛾

1. 卵　2. 成虫

4. **地中海粉螟** *Ephestia kuehniella* Zeller　属鳞翅目卷螟科。幼虫能吐大量的丝，严重时往往将种子连缀成一大块，使质与量均受到损失。成虫体长 7~14mm，翅展 16~25mm。前翅狭长，灰黑色，近基部及外缘一淡色的波状横纹，翅的外缘横列明显的小黑斑。后翅灰白色。幼虫体长 11~15mm，头部赤褐色，背部常带桃红色，体淡黄色或乳白色（如图6-9）。我国各地均有发生。幼虫常危害果实、种子类药材，如苦杏仁、豆蔻、枸杞子等，根类药材党参、当归、前胡中也曾发现。

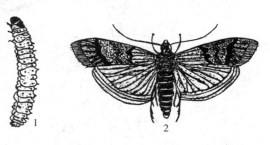

图 6-9 地中海粉螟

1. 幼虫　2. 成虫

5. **烟草粉螟** *Ephestia elutella* Hübner　属鳞翅目卷螟科。形态与地中海粉螟相似（图6-10）。成虫 5~8 月出现，喜在夜间活动，对温、湿度要求较高，药材含水量13%时，幼虫发育最快。分布于世界各地，中国各地都有分布。危害的药材有当归、党参、白芷、白扁豆等。

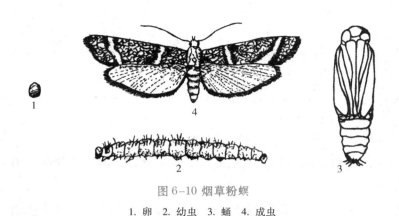

图 6-10 烟草粉螟

1. 卵　2. 幼虫　3. 蛹　4. 成虫

此外，危害中药的蛾类仓虫还有粉斑螟、米黑虫等。

三、螨类仓虫

螨类不属于昆虫类，而是节肢动物门蛛形纲蜱螨目螨类小动物。大小一般只有 0.3 ～ 1mm，种类很多，在许多中药材和中成药中都可寄生。染有螨的药物由于其大量繁殖，不仅使药物在短期内发霉变质，而且病人服药后会引起消化系统、泌尿系统或呼吸系统等疾病。

1. 粉螨 *Tyroglyphus farina* De Geer　属蜱螨目谷螨科。成虫体长 0.4 ～ 0.8mm，白色，半透明，足尖及口器呈黄褐色，分头胸及腹两部分，两者间有明显横沟纹 1 条。具有长短相近的足 4 对，体和足均有极规则的长毛（图 6-11）。我国分布极广。主要危害种子、叶类中药及包装衬垫材料等，食性的复杂性为一切仓虫所不及。它不但能直接毁坏药材，同时聚积大量虫尸、虫粪和排出大量水分，使被害物污染，发霉变质。

2. 干酪螨 *Tyroglyphus sino* L.　属蜱螨目谷螨科。其形态特征（图 6-12）与粉螨相类同。我国各地均有分布。主要危害果实、种子类和叶类中药，如柏子仁、瓜蒌、枸杞子等。

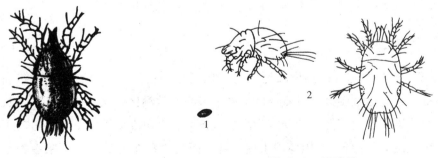

图 6-11　粉螨　　　　　　　　　图 6-12　干酪螨

1. 卵　2. 成虫

除粉螨、干酪螨以外，危害中药的螨类仓虫还有景天螨、革螨、肉食螨、甜果螨等。

项目二　中药仓虫的传播途径

一、间接传播

间接传播也就是人为的传播，是最主要的传播途径。

1. 感染仓虫的中药，未及时熏蒸杀虫，即入库储存，感染传播于无仓虫中药之上，引起交叉感染。

2. 中药仓库潜藏着仓虫，未经消毒灭虫，再次储存中药，造成仓虫感染。

3. 感染仓虫的各种运输工具和包装物料，不经消毒杀虫，再次运输或盛装未生虫中药，造成污染。

二、直接传播

指依靠仓虫自身的本能进行的自然传播。

1. 兼能在田间为害或以花蜜补充营养的仓虫，由田间或仓外飞入仓内，或随采收的中药材进入仓库，如麦蛾、玉米象、皂荚豆象等。

2. 仓虫黏附在人的衣服鞋袜或其他动物身上，被带入仓库，如螨类仓虫。

3. 成虫在仓外越冬，翌年春暖时又飞回仓内，如玉米象、锯谷盗等。

项目三　环境条件对中药仓虫的影响

影响中药仓虫生长发育的环境因素是多方面的。按其性质可分为气候因素：温度、湿度和水分、空气、日光等；营养因素：中药、中药包装物等；人为因素：储存方法、防治措施、管理制度等。上述这些因素，构成了中药仓虫的环境条件。

一、气候因素

1. 温度　仓虫只在环境温度在适当范围内时才活动。生长发育可正常进行的温度区为有效温区，又称适宜温区；有效温区上限为最高有效温区，又称高温不活动区，仓虫常呈夏眠状态；温度超出高温不活动区为高温致死区，仓虫在此温度下，经过若干时间（因虫种、虫态、温湿度而异），因体内蛋白质凝固而死亡；在有效温区下限有一个低温不活动区，仓虫在此温区进入冬眠；更低的温度为低温致死区，仓虫在此温度下经若干时间，因体液冻凝，细胞内原生质停止活动而死亡。

仓虫对温度的适应，因种群不同而不相同。仓虫繁殖的有效温区一般为 15～35℃。最适温度因虫种而异。如药材甲最适温度为 24～30℃、锯谷盗为 30～35℃、麦蛾为 17～27℃、印度谷蛾为 33～34℃。仓虫各虫期发育快慢和产卵量，亦随温度不同而异。如烟草甲虫在 20℃时卵期 22 天；25℃时卵期 10 天；35℃卵期 6 天；高于 40℃或低于 17℃时不孵化。药材甲当温度在 10℃时，每雌虫平均产卵量 1.1 粒、12℃时产卵 2.8 粒、15℃时产卵 21.3 粒、35℃时产卵 10.1 粒、38℃时产卵 3.8 粒、40℃时不产卵。

温度对仓虫的地理分布也有很大影响，一年中最低月平均温度是决定仓虫地理分布的重要条件。月平均温度亦决定着仓虫的死亡率。如东北地区传入谷蠹不能立足，即因谷蠹在 15℃时 4 小时即会被冻死。

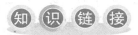

仓虫的趋性

仓虫对外界环境的刺激，形成一定的反应，而产生某一行动的现象，称为趋性。由于对刺激物有趋向和背向两种反应，所以趋性也就有正趋性和负趋性（即背向）之分。

仓虫能生活在一定的温度范围内。但当环境温度高于或低于适宜温度范围时，它们就趋向于适宜的温度，即称之趋温性。同样，对光源、化学物质、湿度的刺激，也产生趋光性、趋化性和趋湿性等。

不同种群的仓虫，对温度、湿度、光线等的要求不同，但只要掌握其生物学特性，就可进行综合防治。

2. 湿度和水分　仓虫体内废物的排泄、体温的调节、食物的消化等多与水有关。仓虫体内含有大量的水分，由于虫体或虫期的不同，体内含水量和对水的需求量亦不一样。成虫体内水分占其体重的 45% 左右，幼虫则高达 90%。仓虫获得水分的主要途径，一是从药材等食物中得到；二是通过仓虫体壁从空气中吸取水分；三是体内营养物代谢产生。

仓虫喜较潮湿的环境。如米象和谷象在中药含水量为 15%～20% 时，繁殖最快；含水量低于 10% 或高于 40% 则不能生存。麦蛾需生活在含水量至少为 8%～10% 的中药内，如含水量降至 8% 以下则不能生存。因此，一般仓虫适宜在中药含水量 13% 以上及空气相对湿度 70% 以上的条件下生存。

此外，温度与湿度对仓虫生存的影响是互相联系的。如温度虽然适宜，但空气干燥，仓虫会迅速死亡，因温度适宜可使仓虫体内代谢旺盛，储存的物质消耗迅速；而空气湿度低，会使仓虫体液蒸发快而又不能及时得到所缺的水分而易于死亡。反之，湿度高、降低了温度，此时仓虫体内代谢作用缓慢，亦可减少或阻碍其繁殖。

3. 氧气 仓虫呼吸需要氧气，在中药堆的上层、通风处、窗口等空气畅通之处，一般仓虫密度较大。在氧气缺少或不足的情况下，仓虫呼吸加速、耗氧加快，使其周围环境中的氧气更加减少，其生长发育受到抑制直至终止生命。

4. 日光 一般仓虫多喜在库内较黑暗的场所生存，如地板、墙壁的裂缝、角落，药材堆、袋的间隙等处躲藏。

二、 营养因素

中药本身含有的营养成分是引发仓虫蛀蚀的根源。中药富含蛋白质、糖类、淀粉等成分，这些成分是仓虫的必需营养食料，也是影响其发育快慢和繁殖能力大小的主要因素之一。凡含有这些成分较多的中药，如山药、天花粉、鹿茸、薏苡仁、大枣等，虫蛀现象严重。而矿物类中药之所以不被蛀蚀，原因是仓虫无法直接从矿物药上获取食料。

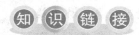

仓虫的食性与耐饥性

仓虫在生长发育过程中，需要不断地取食大量有机物和无机物质，从其所嗜食物可分为：

（1）植食性：以植物类中药材的根、茎、叶、花、果实和种子为食料的仓虫，如印度谷蛾、玉米象、谷蠹等。

（2）肉食性：专以动物类中药材为食料的仓虫，如皮蠹科的某些仓虫。

（3）腐食性：是指以潮湿、生霉的药材为食料的仓虫，如米扁虫、黑菌虫等。

中药仓虫的耐饥能力，体现在特殊环境下缺乏食物，仍在仓库的墙缝屋角发现仓虫的生存，如大谷盗等。为此，中药入库前，对空仓进行彻底清扫和灭虫处理是十分必要的。

三、 人为因素

人类的各种经济活动和社会活动，对中药仓虫的产生、发展具有重大的影响，包括中药生产加工、进出口贸易、国内调拨、仓库储存以及防治措施等。如能在中药生产流通各个环节上全面防治仓虫，就能有效地控制仓虫的产生与危害；反之，若在经济与社会以及管理活动中，忽视仓虫防治，就会造成仓虫的广泛传播，如野外害虫在仓库内定居、区域仓虫扩散、国外仓虫检疫对象的传入等。

项目四 中药仓虫的检查与防治

中药在储存中因蛀蚀导致损失是严重的，因此，仓虫的检查与防治是一项重要的任务。

一、 仓虫蛀蚀的检查

（一）入库检查

应着重检验入库中药是否受仓虫蛀蚀及含水量等项目。

1. 包装内外 首先检验包装周围及四角有无虫迹。经敲打震动后是否有蛀粉和虫类落下，并需取样观察中药内部有否生虫，将中药剖开、折断、打碎以便观察，对易蛀部位更要仔细检查，生虫者应及时灭虫处理，防止蔓延。

2. 样品 观察样品水分、色泽、气味等。①含水量的感官检验可以从中药的软硬、轻重、色泽变化等着手，水分大则质较软、色泽较深，也可结合测定仪、烘干法、甲苯法等测定含水量。②色泽气味可眼看、口尝、鼻嗅观察，凡不符合安全水分及色泽气味异常者，应分别处理。

（二）在库检查

为经常性仓储保管检测项目，以防储存不当导致仓虫危害中药。

1. 逐垛检查 即查垛的周围及垛上面和垛心、垛底有无虫丝或蛀粉等。

2. 重点易蛀中药 宜开箱拆包检查，并可采取扦样剖开、折断等方法。

3. 大垛中药 应观察其所处环境，根据其每个角、面、上中下层温湿度不同，分别抽查。

4. 不同虫种的检查 蛾类仓虫喜在垛的上层和外表活动，故应观察垛表面有无虫丝或幼虫；甲虫类仓虫多喜黑暗，在垛的下层或背光处藏匿，危害中药多自下而上。

5. 检查频度 可视各地仓储情况定期或不定期进行。不易生虫时期，每月查 1~2 次。逢蛀霉季节，对最易生虫的中药应每 5 天查一次；易生虫中药也应每 10 天查一次；同时，每月要有一次全面普查，以确保贮品的安全。在检查中药储存变异的同时，对库房、器材设备、周围环境亦应全面检查。

二、 仓虫检查标准及处理

由于仓虫的感染不仅在中药保管期间随时可能发生，而且在产地以及运输途中均可能遭到感染。因此，在中药入库、在库储存时，必须经常检查仓虫的感染率，及早发现，适宜处理，以防止仓虫大量繁殖。

（一）仓虫感染度等级

中药遭受仓虫侵蚀的感染度是根据甲虫类、蛾和螨类在中药的个体数量分级。在检查时可用感官或 5 ~ 10 倍放大镜观察。中药仓虫感染度分为三级：

1. **谷象类** 将中药样品通过筛孔为 2.5mm 的筛子，在筛出物中检查活、死甲虫数目，按 1kg 样品中甲虫数来确定其感染度：一级，谷象 1 ~ 5 头；二级，谷象 6 ~ 10 头；三级，谷象超过 10 头。

2. **蛾类及其幼虫、药谷盗** 中药样品不必过筛，而用手挑拣。其感染度可按 1kg 样品中仓虫数（同谷象类标准）确定。

3. **粉螨类** 将中药样品通过筛孔为 0.5mm 的筛子，在筛出物中用放大镜检查粉螨的数目，按 1kg 样品中粉螨数来确定其感染度：一级，粉螨不超过 20 头；二级，粉螨超过 20 头，但粉螨可在表面上自由移动，尚未形成团块；三级，粉螨很多，并已形成致密毡样团块，而且移动困难。

（二）感染度检查方法

测定仓虫感染度时，系取 1kg 样品，在各种筛上过筛 3 分钟，每分钟 120 转。通常可采用双层筛：上层筛的筛孔直径为 2.5mm，下层筛的筛孔直径为 0.5mm，筛框 30cm。在直径 0.5mm 筛上会留下通过上层筛谷象类较大的甲虫，而在直径 0.5mm 筛下面，能筛下螨类、灰尘等。如果中药样品过度冷却（低于 5℃），必须将样品置室温 1.5 ~ 2 小时，或将所得筛出物在 25 ~ 30℃加温 10 ~ 20 分钟，待仓虫活动，再行计数。仓虫检测期，以春季温暖时节和夏季为宜，利于及时发现和处理仓虫。

（三）受感染中药的处理

受感染中药首先须经筛选、整理、干燥、消毒，然后根据感染度采取不同的处理措施：一级感染的中药可允许再供药用；二级感染的中药不仅要过筛，而且在消毒前应予拣选；三级感染的中药，则不能供药用。

三、 预防仓虫蛀蚀的措施

预防仓虫，一是加强仓库技术管理；二是以清洁卫生为根本，以利于杜绝仓虫感染途径，恶化仓虫生存条件，确保基本无虫害。

（一）清洁卫生

包括中药商品、仓库及其周围环境，产地或外地运来药材包装应严实、完整和清洁，仓库四周的杂草、垃圾、砖砾、坑洼等应彻底清除，以防止仓虫潜伏，库内应保持上下四周六面光滑，使仓虫无容身之地。

（二）药剂消毒

包括空仓、实仓及用品，为预防中药受感染，入库前应空仓消毒，也可定期进行实仓消毒，于库内四周、墙角、货垛底部喷射消毒药剂，但应避免直接喷到中药或包装上。

（三）隔离感染

将虫蛀中药隔离消毒，防止蔓延。库内中药应定期检查，凡查有虫蛀中药，应严格与无虫蛀中药分开，不得混存。要在密闭库房内处理、消毒已染虫害中药、包装材料及用具，避免仓虫传播入库。

（四）合理的技术管理

1. 检疫防治　即防止危害性病、虫、杂草、种子等的传播和蔓延。我国原已规定的对外检疫对象有谷象、四纹豆象、谷斑皮蠹等，对内检疫对象由各省自行规定。中药进出口品种均须按国家规定做好检疫。

2. 加强库内温湿度管理　选择干燥通风库房，并辅以吸湿剂、垫高垛底及适宜材料隔湿，使中药保持干燥。

3. 合理安排出入库　易蛀中药陈货较新货更易生虫，故应视具体品种新陈、质量状况，易蛀中药宜先行出库。同时，对此类中药的货垛应有明显标识，以利于保管养护。每年 5～10 月，气温高、湿度大，为仓虫活动繁殖旺盛期，应采取各种有效措施积极予以防治。

4. 测报虫情　加强虫情观察，掌握仓虫发生规律。尤其在成虫活动季节，要加强在库贮品的检查，或用诱虫灯诱扑。

5. 仓库基建　加强仓库基建，也是恶化仓虫生活环境，创造有利中药储存环境，保证中药安全储存的有效途径之一。库房内壁、地坪、库顶平整光洁，达到隔湿防潮，具备既通风又可密闭的储存环境，从而有效防止中药质量变异。

四、 仓虫蛀蚀的防治方法

防治中药仓虫的传播，必须认真贯彻"以防为主，防治结合"的养护方针。杜绝中药仓虫来源，控制传播途径，消除、恶化其生长繁殖条件，及时彻底杀灭发现的仓虫，实行全面、系统防治，才能有效地保证中药不被蛀蚀。

仓虫蛀蚀的防治方法可归纳为清洁卫生防治法，密封法（密封库、容器密封），高温防治法（曝晒、烘烤、热蒸），低温冷藏法，埋藏养护法，对抗同贮法，化学药剂养护法（磷化铝、除虫菊酯），气调养护法，远红外加热法，微波干燥法，电离辐射法（详见模块五项目二"中药储存现代养护方法与技术"）以及生物防治法等。

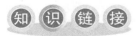

生物防治法

生物防治仓虫是指以昆虫或其他动物或某些病菌以及利用仓虫本身的生物学

特性来防治仓虫。以虫治虫，常见的麦蛾茧蜂是粉斑螟、印度谷螟、麦蛾、地中海粉螟等仓虫、幼虫的天敌，其寄生率达80%～90%，甚至100%。利用地中海粉螟中分离出的致病芽孢杆菌——苏云金杆菌，对多种仓虫有防治效果。昆虫本身所分泌的激素防治仓虫是生物防治新途径。昆虫激素一般分两类，一类是释放在虫体内引起特异的生理反应，称为内激素；一类是排到体外引起同种昆虫产生特异反应，称为外激素。目前应用最多的是外激素中的性外激素和内激素中的保幼激素。用性外激素可以干扰仓虫的交配活动，降低其生殖力，实现早期有效地监测仓虫，节省杀虫剂和劳动力，减少感染。国际上生物防治方面的研究进展迅速，特别是利用性外激素监控仓虫，有着广阔前景。

复习思考

1. 中药仓虫的传播途径有哪些？
2. 温度和湿度对中药仓虫各有什么影响？
3. 常见中药仓虫有哪几类？举例说明。
4. 概述中药仓虫的检查与防治方法。

模块七

中药霉变与防治

【学习目标】

1. 掌握霉菌的生长繁殖条件；预防霉变的措施；中药霉变的防治方法。
2. 了解霉菌的形态、分类。

中药在运输、储存过程中，由于管理不当，在外界条件和自身因素的综合作用下，会出现发霉变异现象，直接影响中药的质量和安全。在我国南方"梅雨季节"期间，很多中药都易霉变，霉变后的中药只能弃掉，造成巨大的浪费和经济损失。

项目一 霉菌形态、分类与生长繁殖条件

霉菌种类繁多，没有叶绿素，不能进行光合作用。因此，它是以寄生或腐生方式获取食物的。中药含有丰富的养料，如蛋白质、淀粉、糖类、纤维素及黏液质等，给霉菌的生长、繁殖提供了物质基础。中药在储存前虽经干燥，但在储存的过程中可能吸湿，特别是在梅雨季节，空气湿度大，中药极易从外界吸收水分，同时梅雨季节外界温度也适合霉菌的生长。当空气中存在的大量霉菌孢子落于中药表面时，在适宜的温度和湿度下即萌发为菌丝，分泌酵素，融蚀组织，使众多有机物分解，导致中药霉变。此外，中药虫蛀后及外界环境不清洁也易引起霉变。中药被仓虫蛀蚀后，仓虫在生活的过程中要排泄代谢产物，散发热量，引起中药的温度升高、水分增加，给霉菌创造了有利生活的条件。同样，在中药霉变后也易引起虫蛀。

一、霉菌的形态与分类

霉菌是低等植物中的高等菌类，分布很广，在空气中就有大量霉菌孢子飘散，它对营

养条件要求不高，易在多种物质上生长。霉菌大多数是多细胞的植物，具有明显的细胞核，通常是由菌丝和孢子两个主要部分构成，可以进行有性繁殖和无性繁殖。

（一）形态

1. 菌丝　霉菌的菌体是由许多菌丝构成的菌丝体，菌丝最初由孢子长出芽管，然后发育生长、分枝形成菌丝，菌丝互相错综接合形成菌丝体，即中药表面茂密的霉状物。菌丝有两种：一种是单细胞，无横隔；一种是多细胞，有横隔。菌丝又可分为营养菌丝和气生菌丝，营养菌丝伸入于基质中吸取养料，气生菌丝伸展于空气中，具有繁殖功能，在气生菌丝顶端产生孢子。

2. 孢子　孢子是大多数霉菌进行繁殖的微小单位。霉菌就是依靠这些繁殖单位来产生自己的新个体。孢子的颜色各异，有黄色、绿色、橙色、红色等；大小各异，小到 $1\mu m$，大到 $200\mu m$；形状各异，有球形、卵圆形、椭圆形等。孢子可分为有性孢子和无性孢子两种。

（1）无性孢子　形成较快，在适于发育的条件下，产生量大。当其形成后，即四处飞散传播，遇到适宜环境时，即可发芽，长出芽管，形成新的菌丝。按其形态和特征可分为孢子囊孢子、分生孢子、厚壁孢子、粉孢子4种。

（2）有性孢子　是由细胞核融合而产生的孢子，可分为3种，即子囊孢子、接合孢子、担子孢子。

（二）分类

霉菌的种类极多，约有数万种以上。通常可分为藻状菌纲、子囊菌纲、担子菌纲和半知菌纲。其中藻状菌纲和子囊菌纲对中药的储存影响最大。

1. 藻状菌纲　藻状菌纲中有一些菌的形态和结构颇似藻类，较高等种类的菌体有根状菌丝，大多数藻状菌是由很发达的菌丝体构成营养体，这种菌丝是典型的无隔多核的。有性生殖用接合孢子，无性生殖常用孢子囊孢子。对中药危害较大的主要有毛霉属和根霉属。

（1）毛霉属　孢子囊柄成单轴直立于菌丝体，在其顶端生孢子囊。菌落常呈絮状，初为白色或灰白色，继而为灰褐或黄褐色。菌丝发达，为单细胞，无横隔，以孢子囊孢子繁殖，无假根和匍匐菌丝。毛霉属霉菌对淀粉和蛋白质有很强的分解能力。常见危害中药的毛霉种类有高大毛霉、总状毛霉等。

（2）根霉属　菌丝恰如植物的根，有向培养基内伸长分枝的假根和横向匍匐而联结假根的蔓丝，蔓丝向外生长后又形成一丛新的菌丝体，菌丝末端长出子囊柄，柄端是棕黑色的卵圆形孢子囊，如黑根霉、华根霉等。菌落呈絮状，初生时为白色，后为灰黑色，密生黑色小点。根霉属霉菌分解淀粉和脂肪的能力较强，对含淀粉、脂肪较多的中药商品有较大危害。

2. 子囊菌纲 子囊菌纲是霉菌中最大的一纲，包括酵母菌、曲霉菌、青霉菌等。有性孢子内生，在子囊内形成。子囊是子囊菌的显著特征。子囊是一个薄壁囊状的容器，内含一定数目的孢子，在成熟时破裂。在大多数子囊菌中，子囊中含有 8 个孢子。此外，子囊的菌丝有分隔。寄生或腐生。

（1）酵母菌属 酵母菌多以单细胞存在，呈圆形、卵圆形、圆锥形或椭圆形。广泛分布于自然界。酵母菌能在偏酸和湿度较高的条件下生长繁殖，酵母菌本身的含水量较高，一般为 75% ~ 85%。水分在酵母菌细胞中作用很大，它参与原生质的胶体组成以及物质代谢过程中所进行的全部生物化学反应。故在水分较高的条件下，其繁殖很快。酵母菌对含糖较多的中成药如蜜丸剂、糖浆剂、内服膏剂等危害较大，常常使其发酵而变质。

（2）曲霉菌属 曲霉菌是危害中药的主要霉菌之一，分布较广。这类霉菌生长繁殖力强，它能利用许多不同基质作为养料，这是因为它能产生大量、多种的酶，分解有机质的能力极强，只要含有一定有机质和水分的物质，大多能长出曲霉菌。曲霉菌属的菌丛颜色是多样化的，有黑色、褐色、黄色、绿色等。菌丝体产生大量直立的分生孢子柄，在柄的顶端产生球形头状物称为泡囊，并在泡囊上生出许多瓶状小梗，将泡囊完全盖住。当小梗成熟后，在它们的顶端开始形成分生孢子，一个连着一个成为一串，并且靠分生孢子进行无性繁殖。

常见的有黄曲霉、烟曲霉、黑曲霉、灰绿曲霉、棒曲霉、杂色曲霉等。可引起中药的霉变、变色、泛油等。例如：含糖质较多的党参、人参、枸杞子等常常是灰绿曲霉危害的对象；含淀粉较多的薏苡仁、天花粉、山药等常常是棒曲霉危害的对象。

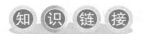 知 识 链 接

黄曲霉与黄曲霉毒素

黄曲霉分布广，菌丝生长繁殖迅速，初生时菌丝为浅黄色，后为黄绿色，最后为棕褐色。黄曲霉能分泌淀粉酶、纤维素酶等多种酶，产生的有机酸和热量使药品变异，更重要的是黄曲霉毒素对人及动物肝脏组织有破坏作用，严重时可导致肝癌甚至死亡。黄曲霉毒素被世界卫生组织划定为 1 类致癌物，毒性比砒霜大 68 倍，仅次于肉毒霉素，在天然污染的食品中以黄曲霉毒素 B1 最为多见，其毒性和致癌性也最强，其中以花生和玉米污染最严重。

2015 版《药典》规定需检查黄曲霉毒素的中药材品种有：柏子仁、莲子、使君子、槟榔、麦芽、肉豆蔻、决明子、远志、薏苡仁、大枣、地龙、水蛭、蜈蚣、全蝎、陈皮、胖大海、僵蚕、酸枣仁、桃仁等 19 种。

（3）青霉菌属　青霉菌属在自然界分布很广。菌丛以绿色或蓝色的为多，它们的菌丝短粗，有横隔。青霉的分生孢子柄顶端不膨胀成球形，而是有多次分枝，在分枝的分生孢子柄末端生小梗，小梗生出成串的分生孢子，形似扫帚状，呈蓝绿色。常见危害中药的青霉菌种类有灰绿青霉、黄绿青霉等。这些青霉菌对有机营养物质具有较强的霉腐能力，而且大部分种类在代谢过程中能产生色素和严重的霉臭气味，有的还会产生毒素，对中药质量有极大影响。

二、霉菌的生长繁殖条件

（一）营养物质

霉菌在生长发育过程中，必须从外界吸取营养物质，通过新陈代谢，从中取得能量，并合成新的细胞物质。营养物质是霉菌生命活动的物质基础，也是中药商品霉腐的主要原因。

1. 碳源　霉菌生长繁殖的碳源养料，来源于基质中的有机碳化合物和无机碳化合物。中药商品成分中，含有丰富的碳源养料，如淀粉、纤维素、糖类、有机酸、脂肪等。含有淀粉的薏苡仁、山药等，含黏液质、糖类、苷类的党参、人参、瓜蒌等，含有脂肪油的柏子仁、杏仁、桃仁等，都可以给霉菌提供丰富的碳源养料。

2. 氮源　氮源是指含氮化合物、硝酸盐、分子氮等。它是霉菌合成细胞原生质、酶及其他细胞结构的原料。动植物药材的细胞原生质等物质，均有蛋白质成分，有的还含有丰富的含氮化合物，这些物质都可以被霉菌作为氮源。

（二）湿度

湿度是霉菌生长必不可少的条件，霉菌新陈代谢过程中进行的全部化学反应都是在有水的情况下进行的。霉菌孢子发芽时所需的最低湿度因菌种而异，其相对湿度大致为75%～95%。大部分中药通过逐渐吸收空气中的水分，致使含水量增高，在相对湿度达75%以上或中药含水量超过15%和足够的营养条件下，霉菌孢子生长繁殖，并分泌酶溶蚀中药，使中药发霉变质。故应控制相对湿度在75%以下，抑制霉菌生长繁殖。

（三）温度

温度能够影响霉菌的生长、孢子的萌发和繁殖等活动，一般霉菌生长最旺盛的温度范围称为该霉菌的生长最适温度。按照霉菌生长最适温度，可分为嗜冷菌、嗜温菌和嗜热菌。

1. 嗜冷菌　嗜冷菌生长最低温度为0℃，最适温度10～20℃，最高温度25～30℃。

2. 嗜温菌　嗜温菌生长最低温度为0～7℃，最适温度20～40℃，最高温度40～45℃，污染中药的霉菌大多为此类菌。

3. 嗜热菌　嗜热菌生长最低温度为25～45℃，最适温度50～60℃，最高温度70～80℃。

在中药储存中常见的青霉菌最适温度为 20～45℃，而曲霉菌约在 30℃时生长为盛期。由此可见，大多数霉菌生长最适温度在 25～35℃。低温（0℃）可停止其发育，但不能彻底杀灭霉菌；高温则可使霉菌细胞内的蛋白质变性而死亡。大多数霉菌在 60～65℃经 30分钟或 70℃经 5～6 分钟即死亡。

（四）光线

光线对于各种霉菌的效应是不同的。散射日光对霉菌没有影响；直射日光对霉菌有杀伤作用；而在紫外线照射下霉菌很快被杀灭。所以，用日光曝晒中药不仅能防霉，而且也能治霉。其原理一是可使药材的含水量降低，破坏霉菌生长繁殖的环境条件；二是日光中有一部分紫外线，能使霉菌细胞的原生质变性，进而破坏其生理功能。

（五）空气

霉菌属于好气菌，在它们生长繁殖过程中，空气中的氧气也是必不可少的条件，没有氧气就不能繁殖，便不能产生孢子。所以中药商品在潮湿且空气流通的情况下，会使霉菌生长发育得更快。

项目二　中药霉变的防治

一、 预防霉变的措施

1. 产地正确加工　中药的采集、加工、包装、运输等应有一个良好的卫生环境。严格执行操作规程则成为防霉变的首选，产地加工应将所采中药在加工干燥前，用清水将泥土、杂物冲洗干净；注意加工过程的卫生条件；晒场要尽量避免尘土飞扬；中药含水量应在安全水分标准限度内；包装应保持清洁；运输过程避免水浸、雨淋等。

2. 加强入库验收　中药入库时要严格检查验收，对含水量过高、受潮、包装破损及有变异现象的中药，可通过拣选、晾晒、烘干或更换包装等方法，经加工整理后再行入库。对于问题较严重的中药，应拒收。

3. 认真在库检查　在库检查要保持经常性，一般每月检查一次，梅雨季节时，对易霉中药需每 5 天检查一次。大垛中药，可由货垛上、中、下三个部位抽样检查。重点中药要拆包或开箱检查。检查内容包括商品干湿度、气味及垛温情况、外观、内在变化及有否霉菌附着现象等。

4. 控制温湿度　霉菌生长发育所需的相对湿度在 75% 以上，如果库内湿度过高，则干燥的中药必由空气中吸收水分而变潮，形成适于霉菌生长繁殖的外在条件。若将库房的相对湿度控制在 70% 左右，就可以防止中药发霉。常用的方法有吸潮剂吸湿、机械通风除湿等。

霉菌生长最佳温度在 20～35℃，高于或低于该温度，霉菌生长减慢，控制储藏温度在 20℃以下甚至能达到 5～15℃更佳，这样可以有效地防止药材霉变。常用的方法有通风法、避光降温、空调降温等。

5. 储存合理安排　不同性质的中药储存要区别对待。易霉变、吸潮的中药宜安排在干燥、通风良好的库房内；怕热易融中药宜存放在凉爽库房内；含水量相差悬殊的中药需分开储存，不得相混同贮。堆垛应按气候、湿度及中药的性质，采取合理堆垛形式，防止受潮、受热及受压。合理分配库内面积，便于收发、检查及翻垛，减少因久储所致损失。

二、 中药霉变的防治方法与技术

中药霉变的防治方法与技术是多方面的，主要是用于预防，使霉菌在中药上不能生长。这就必须控制库房的湿度、温度和中药的含水量。通常情况下，库房内的相对湿度应在 65%～70%。中药含水量不能超过其本身的安全水分。一般而言，中药含水量应控制在 10%～15%。具体方法与技术有干燥养护技术（曝晒、摊晾、高温烘干、石灰吸湿、木炭吸湿、通风、密封吸湿等）、冷藏养护技术、化学药剂养护技术等（详见模块五项目一"中药储存基本养护方法与技术"）。

有些方法则用于中药初生霉菌的处理，如清洁法。一般先曝晒、烘干或摊晾使之干燥，然后将霉除去。具体处理方法有淘洗法、干刷法、撞击法、醋喷去霉法（每 50kg 中药，用醋 2～3kg，适用于五味子、乌梅、山茱萸等药材）、酒喷去霉法（白酒含乙醇量 60%以上，适用于川芎、莪术、当归等活血祛瘀药）、油擦法（适用于胶类药材及蟾酥等）等。

复习思考

1. 简述霉菌分类及对中药的危害程度。

2. 霉菌的生长繁殖条件是什么？预防中药霉变的关键因素有哪些？

3. 中药霉变的防治方法与技术有哪些？

模 块 八

中药储存其他质变与防治

【学习目标】

    1. 掌握中药泛油、变色的检验与养护。

    2. 熟悉易散失气味中药，易风化、潮解中药，易融化、挥发、升华中药的检验与养护。

因温度、湿度、空气、日光等外界因素影响，中药在储存期会产生物理、化学的变异，导致贮品泛油、变色、散失气味、风化、潮解、融化、挥发、升华、发酵、干缩、脆裂、串味等变化。

一、 中药泛油的检验与养护

中药在储存过程中由于养护、储存方式不当常会发生"泛油"的现象，也就是我们俗称的"走油"。泛油是指中药表面发软、发黏，呈现油状物质，并伴有变色、变质之现象。体现在富含植物油脂的中药，出现内外色泽变深，油脂渗透到表面，并时常产生"哈喇"气味；或富含黏液质、糖分的中药，出现质地变软，表面发黏，表皮内外色泽加深等现象；以及动物类中药出现肢体残缺，色泽加深，表面出现油脂样物质，"哈喇"气味较为强烈。

（一）泛油程度分类与检验

1. **最易泛油的品种**　柏子仁、苦杏仁、桃仁、枸杞子、党参、天冬、麦冬、牛膝、板蓝根、当归、蛤蚧、哈蟆油、乌梢蛇、蕲蛇、蜈蚣、九香虫等。

2. **易泛油的品种**　酸枣仁、莱菔子、砂仁、豆蔻、桑椹、黄精、玉竹、肉苁蓉、锁阳、太子参、明党参、独活、前胡、白术、防风、川芎、木香、百部、知母、巴戟天等。

3. **检验方法**　中药泛油多见于陈货。陈货外色暗，内色深，体萎，气弱味淡。

（1）根与根茎类 条状中药泛油时，多从尾部开始变软，可任意弯折，内外色泽由浅变深，严重的表面呈现油样物质或油点，手摸有黏腻感，如党参、牛膝、当归、木香、防风等。有的中药泛油时，表面不明显，须剖开后观察，若内部颜色变深，呈油样物质即已泛油，如川芎、白术、前胡等。

（2）果实种子类 泛油时种皮呈现油样物质，种仁呈肉色或棕褐色，并具有特殊的"哈喇味"，如柏子仁、郁李仁、苦杏仁、桃仁、莱菔子等。有的种子具硬壳，外表不易察觉，可破壳检验，泛油者种仁色泽变深，有"哈喇味"，如巴豆、榧子、白果、橘核、瓜蒌子等。

（3）动物类 泛油时虫体外表呈现油样物质，翅足易脱落，如九香虫、蜈蚣、蝼蛄、斑蝥等。有的泛油时，质地变软，油质严重外渗，色泽变深，表面发黏，如鹿筋、乌梢蛇、蕲蛇等。

（二）易泛油中药的养护

根据引起中药泛油变异的因素，易泛油中药的养护关键在于降低温度、适当干燥，降低中药所含水分并减少与空气接触，以避免中药产生泛油现象。加强在库检查，含油性中药忌火烘，少量可入石灰缸干燥；子仁类忌铁质容器盛放；储存场地应阴凉干燥，堆垛不宜过于高大。要根据各品种的变异特性，结合储存实际，采取不同的养护方法。具体养护方法有气调法、密封法、吸潮法、晾晒法、炒炙法、烘烤法等。

二、 中药变色的检验与养护

变色是指中药的固有颜色发生了变化，或变为其他颜色，或失去原来颜色，体现了中药内在质量的变化。

（一）变色程度分类与检验

容易变色的主要是花类及茎类中药等。

1. 最易变色的品种 月季花、玫瑰花、扁豆花、款冬花、梅花、莲须及佛手花等。

2. 易变色的品种 红花、菊花、山茶花、代代花、金银花、槐花、橘络及通草、麻黄等。

3. 检验方法 鉴别重点有色泽、气味、形态和水分等。如玫瑰花、月季花、山茶花其花托部位不易干燥，有掐之软韧、轻掐留痕之感；红花、菊花、金银花、扁豆花潮软则触之有凉感、握之无弹性。

（二）易变色中药的养护

根据导致中药变色的因素，易变色中药宜贮干燥、阴凉、避光处，温度30℃以下，相对湿度65%～75%。花类中药宜专库专储。养护方法尚可结合气调法、密封法、吸潮法、晾晒法、烘烤法等。

三、 易散失气味中药的检验与养护

含易挥发成分的中药，若储存不当可致成分挥散损失、气味散失或改变，甚至失去疗效。

（一）散失气味程度分类与检验

1. 易散失气味的品种　主要包括伞形科、木兰科、樟科、桃金娘科、芸香科、姜科、唇形科及菊科等富含挥发油的品种。如当归、独活、白芷、藁本、防风、川芎、羌活、木香、苍术、细辛、檀香、沉香、降香、厚朴、肉桂、艾叶、紫苏叶、玫瑰花、丁香、西红花、八角茴香、吴茱萸、香橼、枳实、陈皮、砂仁、豆蔻、小茴香、广藿香、薄荷、荆芥、佩兰、茵陈等。

2. 检验方法　须加强水分测定，若中药水分含量过高则易生霉，导致香气散尽；水分过低则中药干硬失润。如八角茴香外表色暗、油质少、气味淡薄则储存过久；薄荷、荆芥、广藿香、佩兰等若货包中心手触发热或嗅之气味异常，是霉菌散发轻度霉气味，温度高而造成闷蒸所致。

（二）易散失气味中药的养护

导致散失气味变异的因素主要是中药储存过程中受潮热，自身温度升高，使其含有的挥发性成分散失；或因包装不严、中药挥发性成分自然挥发损失。由此可见，挥发油在高温下易挥发，即氧化、分解或自然挥发。温度增高、湿度增大或中药受潮，都可加快挥发使其气味散失。

根据以上导致中药散失气味变异的因素，易散失气味中药宜低温低湿储存，存放库房应干燥、阴凉、避光，相对湿度以70%～75%为宜，不宜过多通风。养护方法有密闭法、防潮法、气调法等。

四、 易风化、 潮解中药的检验与养护

风化是指含结晶水化合物及盐类中药，因长期接触干燥空气或风吹，表面逐渐出现粉末状物质的现象。潮解是指含盐类及结晶水的中药遇到潮湿空气时，吸收水分而使表面湿润，并随水分增多而逐渐融化的现象。

（一）风化、 潮解程度分类与检验

1. 易风化、潮解的品种　大青盐、朴硝、硼砂、玄精石、硇砂、胆矾、绿矾、咸秋石等。此外，尚有昆布、海藻、海粉等。

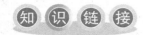

海　粉

别名海粉丝、海挂面。为海兔科动物蓝斑背肛海兔 *Notarchus leachii cirrosus Stimpson* 的卵群带。分布于东海、南海等地。具有清热养阴，软坚消痰之功效。常用于肺燥喘咳，鼻衄，瘿瘤，瘰疬。

卵群带扭曲呈不规则形，细索状如挂面，最短的约120cm，最长的达926cm，表面青绿色。卵囊在胶质带里呈螺旋形排列，每1cm的卵群带平均含35个卵囊，每个卵囊约含20个卵子。气微腥，味咸。

2. **检验方法**　潮解主要是检视晶形、色泽、干湿度等。一般夏秋季储存易受潮，色泽透亮，结晶体呈润湿状态。如胆矾色泽变为深蓝，透明度增加，颗粒分散则为初始潮解之征象；绿矾受潮易氧化呈棕黄色绣衣；朴硝色灰白，若表面湿润有玻璃样光泽则受潮。风化是在干燥条件下，表面呈白色粉状物。如盐附子、全蝎因经盐腌或盐水煮，干燥时外表易起盐霜；朴硝若长期接触空气，表面即析出白色粉末。

（二）易风化、潮解中药的养护

易风化、潮解中药宜选择阴凉、避风、避光库房储藏，相对湿度70%～75%，不宜堆通风垛。包装物应牢固，以能防潮不通风为宜。养护方法有密封法、晾晒等。

五、 易融化、 挥发、 升华中药的检验与养护

此类中药主要是融点较低，受热易粘连变形，甚至融化流失或使结晶水散失。中药受热后，发生变软甚至变成液体，称之为"融化"。液体中药在常温下转变为气体而散失，称之为"挥发"。固体中药，不经过液体阶段，直接转变为气体的现象，称之为"升华"。

（一）融化、挥发、升华程度分类与检验

1. **易融化的中药**　芦荟、松香、安息香、乳香、阿魏、鸡血藤膏、蜂蜡、柿霜饼、儿茶等。其中鸡血藤膏还易生霉；柿霜饼还易变色、生虫。

2. **易挥发的中药**　竹沥、苏合香、薄荷油、水银等。其中竹沥还易生霉、混浊、沉淀及变味；水银是毒性中药。

3. **易升华的中药**　冰片、薄荷脑、樟脑等。

4. **检验方法**　此类中药性质特殊，但都与受热有关，应按各自受热后不同变化特点进行检查。对其包装物要注意有无破损，有无渗漏及水渍受潮等。如柿霜饼若表面白霜变为褐色则受潮，易软化变形或粘连，也易生虫。

（二）易融化、挥发、升华中药的养护

易融化、挥发、升华中药应储存在低温而干燥的库房，库温 30℃ 以下，相对湿度 70% ~ 75%，包装严密。如松香、樟脑、冰片等易燃中药，宜专库存放；毒性中药水银等，更须专库储存；阿魏宜单独存放并加固密封，以免与其他中药串味。养护方法有密封法、吸潮法、冷藏法等。

除上述各类变异外，尚有中药变味、失水干裂、干枯、枯朽等变质现象，也应在储存养护中加以防治，以避免储存中药的质变。

复习思考

1. 试述中药泛油质变的品种与检验方法。

2. 对易泛油、风化、潮解中药如何进行养护？

3. 试述易变色、气味散失的中药品种以及防治方法。

4. 阐述怕热易融化中药的检验方法。

5. 试述易挥发、升华的中药品种以及保管养护方法？

模 块 九

中药材储存与养护

【学习目标】
1. 掌握各类中药材的保管与养护方法及常见变异现象。
2. 熟悉各类中药材的储存性能。
3. 了解各种中药材的主要成分和水分含量要求。

项目一 根与根茎类中药材的储存与养护

根及根茎类药材是各种植物的根和地下茎的统称。根及根茎是植物的两种不同器官，具有不同的外形和内部构造，但都是植物的地下器官，具有贮藏营养物质等作用，如贮藏淀粉等。在药材商品中，有的以根入药，有的以根茎入药，有的以根和根茎两部分入药。由于根茎类中药材的外形与根类中药材很相似，故商品学上将两者统称为根类药材。但两者的内部构造是不相同的。从储存的角度看，这两类中药材并没有明显的区别，因此归类在一起介绍。

根与根茎类药材通常含有大量的淀粉、多糖等代谢产物，若储存不当，很容易导致虫害发生，使药材质量降低，甚至不能使用。有些药材含有挥发油，如白芷、川芎等，若遇高温、高湿的不良贮藏条件，可能导致药用成分散失、走油等现象，而不适的贮藏条件导致的药材表面颜色变化，同样导致药材质量降低。因此，应根据药材的化学成分性质研究其加工、贮藏与养护技术，选择适合的加工方法、储存条件与养护技术，保证药材质量。

易生虫、泛油、发霉的根与根茎类药材有人参、当归、党参、板蓝根、牛膝、川牛膝、天冬、麦冬、木香、川芎等。易生虫、发霉的根与根茎类药材有白芷、防风、川乌、草乌、前胡、南沙参、黄芪、郁金、甘草、桔梗、天花粉、防己、藁本、泽泻、莪术、山药、藕节、白附子、川贝母、浙贝母、天南星、半夏等。

根和根茎类药材多采用密封储藏，一般都能起防虫、防霉的作用。日常养护除当归、独活、白芷、防风、川芎等不宜曝晒外，一般都不怕变色、挥发或碎裂，可以采取日晒的方法来进行防虫、防霉。

大 黄

【来源】 为蓼科植物掌叶大黄 *Rheum palmatum* L.、唐古特大黄 *R. tanguticum* Maxim. ex Balf. 或药用大黄 *R. officinale* Baill. 的干燥根及根茎。

【主要成分】 主含蒽醌衍生物，其中游离蒽醌衍生物包括芦荟大黄素、大黄酸、大黄素、大黄酚、大黄素甲醚；结合性蒽醌衍生物为游离蒽醌的葡萄糖苷或双蒽酮苷，如番泻苷 A、B、C、D 等。另外还含有鞣质类成分。

【水分要求】 现行版药典规定，在 105℃ 干燥 6 小时，减失重量不得过 15.0%。

【变异现象】 虫蛀、变色、生霉。

【储存养护】 置通风干燥处，防蛀。大黄在采收时已刮去外表粗皮（忌用铁器），表面及断面黄棕色至红棕色，若养护不当极易生虫、变色。从清明到寒露，每月至少检查 2 次。夏季多雨季节后应及时翻晒，防止发霉生虫。如发现受潮或生虫，可摊晒或文火烘烤，翻动时应戴手套，避免手汗沾染使药材颜色变黑。

牛 膝

【来源】 为苋科植物牛膝 *Achyranthes bidentata* Bl. 的干燥根。

【主要成分】 主含 β-蜕皮甾酮、牛膝甾酮、三萜皂苷等，皂苷水解得齐墩果酸。另含糖类及黏液质等。

【水分要求】 现行版药典规定水分不得过 15.0%。

【变异现象】 虫蛀、泛油、变色、生霉。

【储存养护】 置阴凉干燥处，防潮。本品含较多黏液质，受潮或高温易泛油，牛膝很易吸潮，一旦受潮后色变红甚至发黑，通常在箱内衬防潮纸，装箱后立即密封，储存于阴凉干燥处。夏季有条件者最好冷藏养护，也可用石灰埋藏法、糠壳埋藏法和砂子埋藏法养护，此法可以防止牛膝泛油、生霉、虫蛀。

白 芍

【来源】 为毛茛科植物芍药 *Paeonia lactiflora* Pall. 的干燥根。

【主要成分】 含芍药苷、羟基芍药苷、芍药内酯苷、苯甲酰芍药苷、鞣质、挥发油等。

【水分要求】 现行版药典规定水分不得过 14.0%。

【变异现象】 虫蛀、变色、生霉。

【储存养护】 置干燥处，防蛀。本品含糊化淀粉，且在加工时刮去外层粗皮，故易虫蛀，须置阴凉干燥处，防受潮和虫蛀。药材吸潮后颜色变暗，有时可见霉斑，在储存过程应注意检查。凡受潮必须翻晒，翻晒时宜置温和阳光下，忌烈日曝晒（如遇烈日可在白芍上铺盖一层白纸），以免变色泛红。白芍不宜久储，须按照"先进先出"的原则，注意药材入库日期。有条件的可用气调养护技术储存。

板蓝根

【来源】为十字花科植物菘蓝 *Isatis indigotica* Fort. 的干燥根。

【主要成分】含芥子苷、靛蓝、靛玉红、靛玉红吲哚苷、多种氨基酸，另含蔗糖14%以上及板蓝根多糖。

【水分要求】现行版药典规定水分不得过 15.0%。

【变异现象】虫蛀、生霉、泛油、变色。

【储存养护】置干燥处，防霉，防蛀，防走油变色。本品易虫蛀，害虫隐藏在韧皮部和木质部蛀蚀，外表不易发现，检查时应用力搓动观察有无蛀粉脱落。受潮后易发霉，且多属灰绿曲霉。霉变后色泽加深，质地变软，因此储存期间应定期检查。发现虫蛀、霉变应及时晾晒。有条件的可用气调养护技术或密闭仓库储存。

甘 草

【来源】为豆科植物甘草 *Glycyrrhiza uralensis* Fisch. 、胀果甘草 *G. inflata* Bat. 或光果甘草 *G. glabra* L. 的干燥根及根茎。

【主要成分】含有三萜类化合物主要是甘草甜素，系甘草酸的钾、钙盐；含黄酮类化合物主要有甘草苷、甘草苷元、异甘草苷等。另含中性多糖和大量淀粉。

【水分要求】现行版药典规定水分不得过 12.0%。

【变异现象】虫蛀、变色、生霉。

【储存养护】置通风干燥处，防蛀。本品含有大量的淀粉和甘草甜素，在储存保管中极易生虫和受潮霉变。药材生虫后危害蔓延十分迅速，必须将虫蛀品拣出，立即将可能被虫蛀的商品高温干燥，然后用包装袋装好，置干燥通风处。甘草储存控制湿度和温度非常重要，若相对湿度大于85%，库温在25℃左右时，2周内即可霉变。受潮后其表面可变为淡黄色，影响质量，故应防雨避潮，储存期间应定期检查，保持环境干燥。有条件的可用气调养护技术或冷冻杀虫最佳。

人 参

【来源】为五加科植物人参 *Panax ginseng* C. A. Mey. 的根及根茎。

【主要成分】含多种人参皂苷，以及挥发油、人参多糖等。另外含有多种低分子肽，多种氨基酸、单糖、双糖、三聚糖、有机酸等。

【水分要求】现行版药典规定水分不得过 12.0%。

【变异现象】虫蛀、泛油、变色、生霉。

【储存养护】置阴凉干燥处，密封保存，防蛀。人参为名贵中药材，一般用较精制的容器包装并密封。本品含较多的淀粉、糖类和挥发油，很容易产生受潮、发霉、泛油、虫蛀等变质现象。最好储存于冷藏库中，能防虫防霉并保持色泽不变，但应注意密闭以防潮气侵入；少量存放也可在严密容器内放入适量硅胶或炒米，防潮效果也很好，简便洁净。检查是否虫蛀时，可将人参药材在容器中抖动或撩动看是否有蛀粉脱落，以便及时处理。在高温、高湿季节，应注意通风降温，有条件的可用气调养护技术或冷冻杀虫。小批量人参储存也可用白砂糖埋藏法或与酒同贮防虫霉。

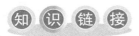

白砂糖埋藏法储存人参

小批量人参的储存，选用可密封的玻璃、搪瓷或陶瓷容器，洗净干燥，将干燥、无结块的白砂糖铺于容器底部，厚2~3cm，上面平列一层人参，用白砂糖覆盖，使超过参面1~2cm，糖面又置一层人参，再覆以白砂糖。如此层层排列，最后用白砂糖铺面，加盖密封，置阴凉处。对样品分别储存18个月和24个月后观察，均未见泛油、霉变、虫蛀现象，且气味甘香浓厚，色泽无明显改变。

白　芷

【来源】为伞形科植物白芷 *Angelica dahurica*（Fisch. ex Hoffm.）Benth. et Hook. f. 或杭白芷 *A. dahurica*（Fisch. ex Hoffm.）Benth. et Hook. f. var. *formosana*（Boiss.）Shan et Yuan 的干燥根。

【主要成分】主含多种香豆精衍生物，主要有欧前胡素、异欧前胡素、别欧前胡素、珊瑚菜素、花椒毒素。另外还含有挥发油、大量淀粉。

【水分要求】现行版药典规定水分不得过14.0%。

【变异现象】虫蛀、变色、生霉、气味散失。

【储存养护】置阴凉干燥处，防蛀。本品富含淀粉及挥发油，极易吸潮、霉变、虫蛀和变色。霉变多发生在茎痕和支根断裂处，可见霉斑。虫蛀多从根头部或被损处蛀入，严重时蛀空成粉。储存期间应定期检查，发现异样立即处理，不宜拖延。发现虫蛀、霉变可用日光曝晒，以散发水分，杀灭害虫和真菌，也可用微火烘烤，放凉后密封储存。储存时多采用埋藏养护技术或气调养护技术。

当　归

【来源】为伞形科植物当归 *Angelica sinensis*（Oliv.）Diels 的干燥根。

【主要成分】含挥发油及水溶性成分。挥发油主要为藁本内酯、正丁烯基酞内酯。水溶性成分为阿魏酸、烟酸等。

【水分要求】现行版药典规定水分不得过 12.0%。

【变异现象】虫蛀、泛油、变色、生霉。

【储存养护】宜贮干燥凉爽处。本品因含挥发油、糖类，极易泛油和吸潮。夏季受潮后易发霉，生虫并变黑色。温度稍高亦易泛油，泛油后颜色变深，表面有油样物溢出并有特殊气味，因此不宜贮藏过久，应定期检查。可放置无水氯化钙、变色硅胶、生石灰等去潮。发现吸潮或轻度霉变、虫蛀，应及时晾晒或低温烘干。

川 芎

【来源】为伞形科植物川芎 *Ligusticum chuanxiong* Hort. 的干燥根茎。

【主要成分】含挥发油、生物碱（川芎嗪）、内酯类、酚类、有机酸类（阿魏酸）等成分。

【水分要求】现行版药典规定水分不得过 12.0%。

【变异现象】虫蛀、泛油、变色、生霉、气味散失。

【储存养护】置阴凉干燥处，防蛀。本品储存时容易虫蛀，受潮易生霉、泛油。泛油后颜色变深，气味变淡，所以贮藏期间应严防吸潮，吸潮后应及时在通风干燥处摊晾，也可用文火烘焙。虫蛀时产生蛀孔和蛀粉，影响药材品质。川芎含挥发油，具有浓烈的香气，在常温下即可慢慢挥发，温度过高则挥发加快。挥发油一旦散失或降低，则芳香气味减退，严重时药材失去油润，质地干枯，品质下降。因此，在储存养护时必须控制库房温湿度及药材含水量，防止生霉、虫蛀、气味散失。

地 黄

【来源】为玄参科植物地黄 *Rehmannia glutinosa* Libosch. 的新鲜或干燥块根。

【主要成分】环烯醚萜苷类是地黄的主要活性成分，如梓醇、桃叶珊瑚苷等，也是使其变黑的成分。另外含多种糖类、氨基酸等。

【水分要求】现行版药典规定水分不得过 15.0%。

【变异现象】虫蛀、生霉。

【储存养护】置通风干燥处。生地黄味甜、质软、具黏性，储存不当极易虫蛀、霉变。虫蛀时首先危害药材表面，一旦发现虫蛀，及时曝晒或用磷化铝熏杀。霉变时表面可见菌丝、霉斑，手感黏腻，贮藏期间要防水、防潮，经常检查。如果发现霉变，应及时晾晒或50℃烘干，或用水洗净，在阳光下晒干即可。

鲜地黄容易腐烂生霉，不宜久藏，贮藏时可将鲜地黄置于阴凉干燥的泥地，下铺稻草，然后用砂土与地黄拌和排列，不宜太密，上面加盖稻草一层，四周以湿泥围封，可保管数月不坏，但仍不宜太久，否则亦有腐烂的危险。鲜地黄亦可贮藏于地窖中，下面先铺一层细土，然后每放一层地黄，铺撒一层砂土，最后表面再用砂土盖严，如此亦可保存相当长的时间，但应注意地窖的通风及空气的干湿程度，以免药材干枯或霉烂。

党 参

【来源】 为桔梗科植物党参 *Codonopsis pilosula*（Franch.）Nannf.、素花党参 *C. pilosula* Nannf. var. *modesta*（Nannf.）L. T. Shen 或川党参 *C. tangshen* Oliv. 的干燥根。

【主要成分】 含皂苷、大量糖类、微量生物碱、多种氨基酸及微量元素。

【水分要求】 现行版药典规定水分不得过 16.0%。

【变异现象】 虫蛀、泛油、变色、生霉。

【储存养护】 置于通风干燥处，防蛀。本品因含糖类甚多，味甜质柔润，不易干透，夏季极易虫蛀、发霉、泛油。党参在储存期间吸潮，可采用"横竖压尾通风法"晾晒，以防止头尾干湿不匀和参身过湿染菌，或参尾过干脆碎。储存不善生虫长霉时，可在烈日下曝晒 1~2 小时（过久易泛油、变色），以杀死虫卵和真菌。高温、高湿季节，可在 60℃ 左右烘烤，放凉后密封保存，或用吸湿机吸湿。还可采用砂子埋藏法贮藏，对防止霉变、虫蛀有较好的效果。

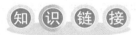

横竖压尾通风法

储藏期间，如果发现党参商品潮湿，将党参药材横竖交错摆放，首尾相压，保持通风，以防商品头尾干湿不匀、参身过湿染菌或参尾过干脆碎，习称"横竖压尾通风法"。

木 香

【来源】 为菊科植物木香 *Aucklandia lappa* Decne. 的干燥根。

【主要成分】 主含挥发油，油中主要成分为木香烃内酯、去氢木香内酯等，还含有木香碱、菊糖等。

【水分要求】 现行版药典规定水分不得过 14.0%。

【变异现象】 虫蛀、泛油、变色、生霉、香气散失。

【储存养护】 置干燥处，防潮。本品因含有挥发油、菊糖，具浓烈香气，储存温度不宜过高，以免香气散失、霉变、泛油、虫蛀。泛油后质软、黏腻，颜色变深，表面出现油状物质，气味特异，应注意定期检查。因此，保持木香干燥，控制储存环境温湿度即可防止霉蛀和挥发。发现虫蛀时可采用气调养护技术或磷化铝熏杀。

泽 泻

【来源】 为泽泻科植物泽泻 *Alisma orientalis*（Sam.）Juzep. 的干燥块茎。

【主要成分】 主含多种四环三萜酮醇类衍生物，如 23-乙酰泽泻醇 B 等。另外含有挥发油、蛋白质、淀粉（约 23%）等。

【水分要求】 现行版药典规定水分不得过 14.0%。

【变异现象】 虫蛀、生霉。

【储存养护】 置干燥处，防蛀。泽泻富含淀粉，如保管不善，极易虫蛀和霉变。储存期间 3~4 月和 7~8 月最易虫蛀，应仔细检查，一旦受潮应立即曝晒，否则不久就会虫蛀、生霉。砂子埋藏法是常用的防止泽泻霉变、虫蛀的有效方法；也可将泽泻和丹皮共贮藏，不仅能防止泽泻生虫，同时可防止丹皮变色。因难以保管，易于虫蛀，发货时应掌握"先进先出"的原则。

川 贝 母

【来源】 为百合科植物川贝母 *Fritillaria cirrhosa* D. Don、暗紫贝母 *F. unibracteata* Hsiao et K. C. Hsia、甘肃贝母 *F. przewalskii* Maxim.、梭砂贝母 *F. delavayi* Franch.、太白贝母 *F. taipaiensis* P. Y. Li 或瓦布贝母 *F. unibracteata* Hsiao et K. C. Hsia var. *wabuensis*（S. Y. Tang et S. C. Yue）Z. D. LiU, S. Wang et S. C. Chen 的干燥鳞茎。按药材性状的不同分别习称"松贝""青贝""炉贝"和"栽培品"。

【主要成分】 川贝母含多种甾体生物碱，如西贝母碱等，并富含淀粉。

【水分要求】 现行版药典规定水分不得过 15.0%。

【变异现象】 虫蛀、变色、生霉。

【储存养护】 置通风干燥处，防蛀。本品因富含淀粉，易虫蛀；受潮后易霉变、变色。保持色白是本品贮藏的关键，故应经常检查。如发现受潮应立即曝晒，阳光强烈时，上面可覆一层纸，注意此时不宜火烘，以免色泽发黄，也可用生石灰、无水氯化钙等吸潮剂吸湿，降低湿度，防止受潮。

麦 冬

【来源】 为百合科植物麦冬 *Ophiopogon japonicus*（Thunb.）Ker-Gawl. 的干燥块根。

【主要成分】 主含多种麦冬皂苷。尚含多种黄酮类化合物、挥发油、黏液质等。

【水分要求】 现行版药典规定水分不得过 18.0%。

【变异现象】 虫蛀、泛油、生霉、变色。

【储存养护】 置阴凉干燥处，防潮。本品因含大量的黏液质，质地柔润，味甜发黏，受潮极易生霉、虫蛀、泛油，以泛油为主。泛油后，体质变软，表面有油样物质，重压后板结成块，严重影响质量，所以应定期检查，注意通风散热。夏季应勤检查、勤翻晒，检查时可用手抓一把麦冬用力捏紧，松手后若黏成一团即表示潮湿；如松手后麦冬散开，即为干燥。若发现内部发热吸潮时，应迅速摊晾，使潮气、热气散发，然后移入阴凉干燥库房中。

山　药

【来源】为薯蓣科植物薯蓣 *Dioscorea opposita* Thunb. 的干燥根茎。

【主要成分】含淀粉、黏液质、胆碱、糖蛋白、山药素等。

【水分要求】现行版药典规定水分不得过 16.0%。

【变异现象】虫蛀、变色、生霉。

【储存养护】置通风干燥处，防蛀。本品含有较丰富的黏液质、淀粉和蛋白质等，极易发霉、生虫、变色，也易断碎，因此在储存中应防止挤压，以免商品破碎。应定期检查，防止虫蛀、鼠类咬食。发现虫蛀，应立即曝晒杀虫，防止虫害进一步发展。如需储存大量药材时，应在梅雨季节前，趁天晴曝晒。上档货在晒时，上面应盖白纸，以免日晒过度导致颜色变黄；晒后稍晾装箱，四周用麻袋围好，也有的在装箱同时拌入少量丹皮，以防止山药生虫。

项目二　花类中药材的储存与养护

花类中药是以植物的花入药的药材总称，药用部位包括花序、单花和花的一部分。其中完整的花多数为未开放的花蕾，少数为开放的花或花序；花的一部分则包括总苞、花托、花萼、花冠、雄蕊、花粉、柱头等。

花类中药在储存中常发生变色、霉变、虫蛀、散失气味等质变现象。如金银花、菊花、款冬花、槐花、洋金花、厚朴花等易发霉；款冬花、菊花、金银花、槐花（米）、玫瑰花、月季花、代代花、蒲黄、芫花、凌霄花、闹羊花、木槿花、芙蓉花等易生虫，其中款冬花、菊花最易生虫；款冬花、红花、菊花、玫瑰花、月季花、金银花、槐花（米）、梅花、腊梅花、扁豆花、代代花、山茶花、莲须等易变色，其中玫瑰花、款冬花、扁豆花、梅花、莲须等最易变色；玫瑰花、月季花、代代花、梅花等还易散失气味。因此，花类中药在储存中需防潮、防霉蛀、防散气等，主要的养护方法有密封、吸潮、晾晒或烘烤以及药剂熏蒸等。有条件者，还可采用冷藏或气调养护法。

辛　夷

【来源】为木兰科植物望春花 *Magnolia biondii* Pamp.、武当玉兰 *M. sprengeri* Pamp. 或玉兰 *M. denudata* Desr. 的干燥花蕾。

【主要成分】主含挥发油及木兰脂素等木脂素成分。

【水分要求】现行版药典规定水分不得过 18.0%。

【变异现象】虫蛀、霉变、变色、散失气味。

【储存养护】置阴凉干燥处，防潮，防蛀。本品外有苞片 2~3 层，并密被茸毛，内部具油性，不易干燥。若内心不干，放置日久，极易发霉、变黑，不能入药，故在入库储存前要注意检查内部花心是否干燥。对内心不干者，应进行干燥处理后再入库。辛夷受潮后会引起霉变，故应置于阴凉干燥处保存，并注意检查，发现受潮要及时干燥。本品在储存中虫蛀现象较为常见，虫蛀部位往往从雄蕊和雌蕊开始，进而蛀蚀花被，严重时能使苞片脱落。发现虫蛀时，可用磷化铝进行熏杀。有条件者还可采用冷藏或气调养护，密闭储存，这样不仅能避免挥发油的损失，更能防止虫蛀的发生。总之，本品在储存中只要能保持干燥，不受潮，一般不会变质。

玫瑰花

【来源】为蔷薇科植物玫瑰 *Rosa rugosa* Thunb. 的干燥花蕾。

【主要成分】含挥发油，油中主要成分为香茅醇、牻牛儿醇等。

【水分要求】现行版药典规定水分不得过 12.0%。

【变异现象】变色、散失气味、发霉、虫蛀。

【储存养护】密闭，置阴凉干燥处，防压、防潮及防蛀。本品质脆易碎，受潮后易发霉、虫蛀和变色，故应置于阴凉干燥处，密封保存并防压。储存期间若发现受潮，要及时进行低温干燥，不宜日晒（晒则褪色）或大火烘烤（易散瓣且挥发油损失），若有虫蛀，可用磷化铝熏杀。零售药店在保管、销售散装玫瑰时，为保持玫瑰的色泽和完整，可选一处湿气不太大的土地，上铺一块布，将花平摊在布上，约经一夜，玫瑰吸潮变软不易破碎时，再按零售量的大小，分成包，用纸包紧后，叠放在石灰缸内，以吸潮并防潮，用时取之。有条件者，还可采取密封冷藏或气调养护法。

金银花

【来源】为忍冬科植物忍冬 *Lonicera japonica* Thunb. 的干燥花蕾或带初开的花。

【主要成分】含黄酮类成分，如木犀草素及木犀草素-7-葡萄糖苷，并含绿原酸、异绿原酸及挥发油，油中主要含有双花醇、芳樟醇、香叶醇等。

【水分要求】现行版药典规定水分不得过 12.0%。

【变异现象】虫蛀、霉变、变色、散失气味。

【储存养护】置阴凉干燥处，防潮，防蛀。本品储存前应压实、密封，勿使透风，然后置于阴凉干燥处保存，以防受潮、变色和走失香味。储存期间要经常检查，如受潮霉、蛀，应及时晾晒，也可用文火缓缓烘焙，或用磷化铝熏杀，但不可曝晒或硫熏，否则易变色或散瓣。在梅雨季节金银花尤易发生霉、蛀，可在梅雨季节前将药材烘干，放冷到未完全冷透时，装入箱中（因冷透后质地很脆，装箱时易造成破碎），箱内可放入几根用纸包好的干洁木炭，以吸潮湿，然后密封保存。少量金银花，可放入石灰缸内密闭保存，可防止受潮、变色、走失香气。金银花不宜久贮，如储存一年以上也会变质，出货应做到"先进先出，易变先出"。有条件者，可用冷藏或气调养护法，可防霉、蛀。

菊 花

【来源】 为菊科植物菊 *Chrysanthemum morifolium* Ramat. 的干燥头状花序。

【主要成分】 含绿原酸和挥发油约 0.13%，并含腺嘌呤、胆碱、水苏碱，亦含黄酮类成分，如木犀草素–7–葡萄糖苷、大波斯菊苷等。

【水分要求】 现行版药典规定水分不得过 15.0%。

【变异现象】 虫蛀、霉变、变色。

【储存养护】 置阴凉干燥处，密闭保存，防霉，防蛀。本品受潮后极易生虫；风吹、曝晒则易散瓣、变色，在梅雨季节更容易霉烂、变色、变味，不易保存。因此，菊花的储存保管重在预防，应置于阴凉干燥（相对湿度在 70% 以下最好）、避风、避光处，密封保存。菊花安全水分为 10%～15%，若超过 20%，在潮湿环境中，1 周后即会生霉。本品易吸潮，为防潮，滁菊、杭菊在封袋后，宜用石灰干燥法保存；亳菊、怀菊可用木炭干燥法保存。储存期间应经常检查，若菊花有湿、霉或变色现象，要及时晾晒或烘焙至干，为防霉、蛀，还可用磷化铝熏蒸。有条件者，最好采用冷藏或气调法养护，以防生虫、发霉、变色。

红 花

【来源】 为菊科植物红花 *Carthamus tinctorius* L. 的干燥花。

【主要成分】 含红花苷、新红花苷、红花醌苷、红花素、红花黄色素等。

【水分要求】 现行版药典规定水分不得过 13.0%。

【变异现象】 霉变、虫蛀、变色。

【储存养护】 置阴凉干燥处，防潮，防蛀。本品易吸潮而导致生霉、虫蛀、变色。在储存和运输中常采用木炭或石灰干燥法来防潮、保色，即在包装时按红花数量的多少酌放木炭或石灰包，多采用木炭，一般每 40kg 包装的红花药材中放 1.5～2kg 木炭即可。红花安全水分为 10%～13%，在相对湿度 75% 以下可不致生霉；当含水量超过 20% 时，10 天后即开始发霉。故在储存期间应保持环境的阴凉干燥，经常检查，尤其在梅雨季节前更要认真检查。若发现受潮，要及时开箱晾晒或微火烘干，待热气发散凉透后再装箱密封保存，还可用磷化铝熏蒸以防虫蛀。注意不可曝晒，否则会致褪色，影响品质。

西红花

【来源】 为鸢尾科植物番红花 *Crocus sativus* L. 的干燥柱头。

【主要成分】含西红花苷（I～IV）、西红花二甲酯、β-胡萝卜素、西红花苦苷、α-西红花酸、玉米黄质及挥发油等，油中主要成分为西红花醛。

【水分要求】现行版药典规定本品干燥失重不得过 12.0%。

【变异现象】霉变、变色、散失气味。

【储存养护】密闭保存，置通风阴凉干燥处，避光。本品储存不当易散失气味、走失油分而干枯或变色。本品为细贵药材，入库时要认真检查原包装有无损坏、重量是否符合、有无变色及走失油分。储存时选择阴凉、通风、干燥，不易受潮、受热之处，避风、避光，密闭保存。西红花若露置于光线中，其所含色素易分解而使药材失去固有的颜色，若受潮，易霉、烂、变黑，若过分干燥，易走失油分变得干枯，故储存期间要注意避光、防潮、防燥。在梅雨季节也可连同包装置于石灰缸内保存，但时间不宜太长，以免吸湿过度，使西红花失去油性，品质降低。有条件者，最好采用冷藏养护法保存。

项目三 果实与种子类中药材的储存与养护

果实是受精后的子房发育而成，其中包藏有种子。种子是受精后的胚珠发育而成。果实与种子在植物体中是两个不同的器官，但在药材商品中两者往往没有严格分开，在储存与养护中它们易发生多种变异现象。

一、 果实类中药

果实类中药是指以果实、果实的一部分及果实的加工品入药的一类中药。新入库的果实类中药，有较强的呼吸作用，能吸潮发热或发霉，若采收时未充分干燥，霉变更易发生。果实霉变大多发生在其内的种子团或种子表面，如使君子、川楝子、瓜蒌等。果实类中药虫蛀也较为常见，蛀蚀部位通常先由外果皮开始，然后逐渐蛀蚀中果皮、内果皮，如无花果、槐角等。有些含糖质成分多的果实，如桑椹、枸杞子、大枣等，仓虫蛀蚀更剧烈，药材被严重蛀蚀后不能入药。

易生虫、发霉、泛油的果实类药材有枸杞子、大枣、佛手、瓜蒌、金樱子、使君子、桑椹、槐角、香（枸）橼、预知子、荜茇、桂圆肉等，其中枸杞子还易变色。易发霉、泛油的果实类药材有母丁香、荜澄茄、鸦胆子、八角茴香、桂丁香、牛蒡子、草果等。易生虫、发霉的果实类药材有川楝子、山楂、山茱萸、木瓜、红豆蔻、青皮、枳实、枳壳、化橘红、乌梅、陈皮、橘络、柿蒂、猪牙皂、大皂角、栀子、五味子、胡椒、酸浆、谷芽、麦芽、浮小麦、小茴香等。

果实类药材的养护，应按其不同性质特点和商品实际需要结合实施。除桂圆肉、五味子、母丁香、八角茴香、乌梅、荜澄茄等不宜日晒，其他品种均可晾晒。桂圆肉、枸杞子等适宜密封养护。除母丁香、荜澄茄、鸦胆子、八角茴香、牛蒡子、草果等外，其他果实类药材均可用磷化铝熏蒸防治仓虫。枸杞子、桂圆肉、大枣、广佛手片等品种在高温季节适合采用冷藏养护技术。

二、种子类中药

种子类中药是指以种子、种子的一部分及种子的加工品入药的一类中药。种子类药材在储存时极易回潮、发霉、虫蛀等。由于种子类药材含有脂肪、蛋白质、糖类等成分，这些成分是害虫生长和繁殖不可缺少的养料，也是它们喜于蛀食的物质，故常被其危害。种子类中药被蛀程度和部位，常因品种不同而异，应区别不同品种，采取相应措施进行储存与养护。

易生虫、发霉、泛油的种子类药材有柏子仁、郁李仁、胡桃仁、苦杏仁、桃仁、冬瓜子、肉豆蔻、黑芝麻、酸枣仁、榧子、橘核、白果、莱菔子、娑罗子、瓜蒌子、使君子仁等。易生虫、发霉的种子类药材有白扁豆、刀豆、芡实、赤小豆、荔枝核、槟榔、莲子、莲子心、菟丝子、黑豆、葶苈子、大豆黄卷、车前子、薏苡仁、胖大海等。

种子类药材的储存应选干燥通风的库房，以防潮为主。一般品种储藏，库房的温度不宜超过30℃，相对湿度应控制在70%～75%。对易泛油的品种，应严格温湿度管理，温度不宜超过25℃。对于储存易泛油商品的货垛，不宜靠近门、窗，应避免日光直射，且货垛不宜过于高大，应留适当空隙，以便透气。

种子类中药的养护除肉豆蔻、核桃仁外，其余品种均可晾晒，但应注意晾晒时间、方法、操作等事项。柏子仁、核桃仁、肉豆蔻等均宜密封储存。柏子仁、核桃仁、肉豆蔻等高温季节易泛油的品种，经包装加固后，宜置冷库贮藏保质。新货榧子、白果、橘核等的种仁一时不易干燥，可采用烘烤法。使用磷化铝熏蒸可防治种子类药材的虫蛀。

五味子

【来源】为木兰科植物五味子 *Schisandra chinensis*（Turcz.）Baill. 的干燥成熟果实，习称"北五味子"。

【主要成分】主含五味子素、去氧五味子素等木脂素成分。尚含挥发油、有机酸、糖类及脂肪油等。

【水分要求】现行版药典规定水分不得过16.0%。

【变异现象】生霉、变色。

【储存养护】置通风干燥处，防霉。本品富含木脂素、脂肪油、挥发油及糖等成分，易吸湿返潮，发热，导致变色、霉变，故应保持药材干燥。但干燥过度则易失润、干枯，应避免曝晒和久经风吹。用气调密闭储存，能防霉。真空密封或无菌包装可保质久贮。新入库的五味子，由于呼吸作用，吸收水分过多，易回潮发热，应及时晾晒，防止发生霉变。

肉豆蔻

【来源】 为肉豆蔻科植物肉豆蔻 *Myristica fragrans* Houtt. 的干燥种仁。

【主要成分】 主含挥发油，油中主要为肉豆蔻醚、丁香油酚等。尚含脂肪油和淀粉等。

【水分要求】 现行版药典规定水分不得过 10.0%。

【变异现象】 虫蛀、泛油、变色、生霉、香气散失。

【储存养护】 置阴凉干燥处，防蛀。本品含挥发油和脂肪油，受热易泛油，走失香气。受潮易生虫、发霉、变色。受潮后应晾干，忌日晒或高温烘烤，以防降低芳香气味和油脂外溢。如有虫蛀现象，应及时用磷化铝熏；未发生虫害者可用气调密闭储藏，不仅能防虫、防霉，也能保持香气。在木箱或内衬防潮纸或塑料薄膜，有利储存；真空密封或无菌包装可保质久贮。由于质地脆弱、油性大，堆垛时不要重压，倒垛时应轻拿轻放，以减少损耗。

苦杏仁

【来源】 为蔷薇科植物山杏 *Prunus armeniaca* L. var. *ansu* Maxim. 、西伯利亚杏 *P. sibirica* L. 、东北杏 *P. mandshurica* （Maxim.）Koehne 或杏 *P. armeniaca* L. 的干燥成熟种子。

【主要成分】 含苦杏仁苷、苦杏仁酶、脂肪油（杏仁油）等。

【水分要求】 一般水分不得过 13.0%，安全水分 6%~8%。

【变异现象】 虫蛀、泛油、生霉。

【储存养护】 置阴凉干燥处，防蛀。本品易泛油、虫蛀、发霉，应置防热、防潮、阴凉、干燥的库房。本品含较多脂肪油，极易泛油，一般用摊晾法干燥，不能曝晒，可放于日光不太强的处所或通风、阴凉处摊晾，以免高温泛油，降低药材质量。药材本身有呼吸作用，若含水量过高，其呼吸作用增强，放出大量的热，因包装或堆积，热量不能有效排出，导致高温泛油变质，故应防热。因种皮完整不破有保护作用，堆垛、运输时应轻搬轻放，以免破损和挤压泛油。有条件者夏季可冷藏保管。本品应防鼠害。

小茴香

【来源】 为伞形科植物茴香 *Foeniculum vulgare* Mill. 的干燥成熟果实。

【主要成分】 含挥发油（茴香油）、槲皮素、脂肪油、蛋白质等。

【水分要求】 一般水分不得过 13.0%。

【变异现象】 气味散失、虫蛀、泛油、生霉。

【储存养护】 置阴凉干燥处。本品具有特异香气，储存不当易使气味散失，有损品质。

未发生虫害前可用气调密闭贮藏，不仅能防虫、防霉，也能保持香气。麻（布）袋内衬塑料薄膜，有利储存。

枳 壳

【来源】为芸香科植物酸橙 *Citrus aurantium* L. 及其栽培变种的干燥未成熟果实。

【主要成分】含挥发油、辛弗林、N-甲基酪胺、橙皮苷、新橙皮苷等。

【水分要求】现行版药典规定水分不得过 12.0%。

【变异现象】虫蛀、生霉、香气散失。

【储存养护】置阴凉干燥处，防蛀。本品因含挥发油，具浓郁的香气，不宜久晒或火烘，以防香味的失散而降低药材的疗效。本品吸潮则内心易蛀，外壳易霉，色泽变为红褐色，故应避热、防潮、防蛀。未发生虫害者可用气调密闭储藏，不仅能防虫、防霉，也能保持香气。

枸杞子

【来源】为茄科植物宁夏枸杞 *Lycium barbarum* L. 的干燥成熟果实。

【主要成分】含枸杞多糖、甜菜碱、胡萝卜素、玉蜀黍黄素、蛋白质等。

【水分要求】现行版药典规定水分不得过 13.0%。

【变异现象】虫蛀、泛油、变色、生霉。

【储存养护】置阴凉干燥处，防闷热，防潮，防蛀。枸杞子的保管较为困难，极易发霉、虫蛀、泛油变黑。夏季药材量大最好储存于冷库中，量少可将原药材晒干以纸包封（每 0.5～1kg 为一包），密闭储存于石灰缸内，并注意经常检查，但应注意缸内的石灰不宜过多，否则会因吸湿过盛，使其干燥得过快而变色。晾晒时不宜用手翻动，以免变黑，影响质量。如在检查中发现生虫，必须迅速处理，少量可用火微烘，烘时应注意上下翻动，后筛去蛀虫和碎屑，冷后装于木箱内，置阴凉干燥处，最好入石灰房存放，大量可用磷化铝熏杀。在木箱或包装袋内衬防潮纸或塑料薄膜有利于储存；用聚氯乙烯塑料袋和牛皮纸袋结合密封（内应置吸湿剂）包装，能有效地防止泛油变黑或干枯失润、虫蛀、发霉等现象的发生；真空密封或无菌包装可保质久贮。

瓜 蒌

【来源】为葫芦科植物栝楼 *Trichosanthes kirilowii* Maxim. 或双边栝楼 *T. rosthornii* Harms 干燥成熟果实。

【主要成分】含三萜皂苷、有机酸及其盐类、树脂、糖类及色素等。

【水分要求】现行版药典规定水分不得过 16.0%。

【变异现象】虫蛀、泛油、生霉。

【储存养护】置阴凉干燥处，防霉，防蛀。瓜蒌因含有糖质，水分多，极易虫蛀和发霉、泛油，很难保管。量大最好在缸或木箱内放白酒一盅封固，或用医用酒精喷后封固。量少可用纸包裹，小绳串成串，放在阴凉透风的架上存放。木箱内衬防潮纸或塑料薄膜，有利储存；真空密封或无菌包装可保质久贮。瓜蒌因系完整果实，中有空腔，质脆，易破，应避免重压，搬运、倒垛时应轻拿轻放，以防损伤。瓜蒌的含水量应保持在 12% ~ 14%，夏季贮藏于相对湿度 75% 以下的环境中是安全的。为预防虫蛀，在贮藏中除定期抽样检查外，应定期熏蒸或进行气调养护。

薏苡仁

【来源】 为禾本科植物薏苡 *Coix lacryma-jobi L. vat. mayuen*（Roman.）Stapf 的干燥成熟种仁。

【主要成分】 含薏苡仁酯、薏苡素、薏苡多糖、淀粉、脂肪油、蛋白质等。

【水分要求】 现行版药典规定水分不得过 15.0%。

【变异现象】 虫蛀、生霉。

【储存养护】 置通风干燥处，防蛀。本品富含淀粉、蛋白质，极易虫蛀、发霉，应防潮、防热，经常翻晒，以保持干燥。入夏前可用磷化铝熏蒸以防虫蛀。本品未发生虫害前可用气调密闭储存，能防虫、防霉。麻袋内衬塑料薄膜，有利储存；真空密封或无菌包装可保质久贮。在保管中，还应防鼠害。本品如带壳（果实）储存，可久储不蛀，随用随碾。

槟榔

【来源】 为棕榈科植物槟榔 *Areca catechu L.* 的干燥成熟种子。

【主要成分】 主含生物碱，主要有槟榔碱、槟榔次碱、去甲基槟榔碱等，还含缩合鞣质、脂肪油和槟榔红色素等。

【水分要求】 现行版药典规定水分不得过 10.0%。

【变异现象】 虫蛀、变色、生霉。

【储存养护】 置通风干燥处，防蛀。本品受潮时易生霉、虫蛀。在养护时可采用石灰埋藏法储存，有虫蛀者可用磷化铝熏治，忌烈日曝晒，以免变色泛红。

砂仁

【来源】 为姜科植物阳春砂 *Amomum villosum* Lour.、绿壳砂 *A. villosum* Lour. var. *xanthioides* T. L. Wu et Senjen 或海南砂 *A. longiligulare* T. L. Wu 的干燥成熟果实。

【主要成分】 含挥发油，油中主要成分为乙酸龙脑酯、芳香醇、龙脑、樟脑等。

【水分要求】 现行版药典规定水分不得过 15.0%。

【变异现象】 泛油、香气散失。

【储存养护】 置阴凉干燥处，密闭储存。本品气味芳香，曝晒易致种子团散开、泛油、散失香气，应注意防热、防潮、密闭储存。在木箱或麻袋内衬防潮纸或塑料薄膜，有利储存，真空密封或无菌包装可保质久贮。

项目四　动物类中药材的储存与养护

动物类中药来源复杂，有兽类的皮、角、骨、甲，爬行类的蛇、龟、蜥，水产类的贝、螺以及众多的小昆虫。其药用部位有的为动物的全体，如全蝎；有的为动物的一部分，如鹿茸；有的为动物的分泌物，如麝香；也有的为动物的生理或病理产物，如牛黄等。

动物类药材中除少数贝壳外，大部分都需要进行保质养护，如禽兽的内脏，蛇、虫的躯体，因为含有丰富的脂肪、蛋白质等，是霉菌、仓虫的养料，所以多数动物类药材易发霉和生虫。此外，由于昆虫体质疏松，仓虫可侵入其腹部造成危害，昆虫受潮或生霉后躯体结构松散，易导致脱足断尾，一旦染霉，不易除去。久储或受高温影响，动物油脂易氧化，在酶的作用下产生水解，导致脂肪酸败，散发臭气。

易发霉、生虫、泛油的动物类药材有水獭肝、蛤蚧、刺猬皮、狗肾、鹿鞭、蕲蛇、乌梢蛇、壁虎、蜈蚣等；易发霉、生虫的动物类药材有水蛭、紫河车、鸡内金、全蝎、蜂房、桑螵蛸、蛇蜕等。

动物类药材多具有特异腥味，易生虫、发霉，宜建立专库存放，以免与其他药材串气，有利于集中采取相应的养护措施。库房应具备良好的防潮、通风条件，并有能使用熏蒸防治方法的密封条件。库内温度不超过25℃，相对湿度应控制在70%左右，或根据需要修建货架，分层存放，提高使用率，并备有固定的可密闭容器，以减轻劳动强度，提高养护效益。

动物类药材的养护可采用密封储存，防虫效果较佳，如使用箱、缸、桶等容器，容器内置少量花椒、蒜头、吴茱萸等防蛀、防霉；也可采用吸湿法，一般以大缸为容器，生石灰为吸湿剂，防蛀、霉和泛油；还可采用晾晒法，如质地坚韧、不易残损的蕲蛇、乌梢蛇、地龙、紫河车等品种。此外，昆虫类药材可采用烘烤法干燥，易生虫类药材均可用磷化铝熏蒸。

蜂　蜜

【来源】为蜜蜂科昆虫中华蜜蜂 *Apis cerana* Fabricius 或意大利蜂 *A. mellifera* Linnaeus 所酿的蜜。

【主要成分】主含葡萄糖、果糖。另含少量蔗糖、有机酸、挥发油、维生素、酶类等。

【水分要求】现行版药典规定水分不得过 24.0%。

【变异现象】涌潮。

【储存养护】置阴凉干燥处，防潮、防热。本品含葡萄糖、果糖，夏季易发酸起泡，造成"涌潮"（即发酵上浮）。装时桶内应留有一定空隙，不能过满。一般在入夏前将干净的生姜片撒布于蜜上，盖严盖子，可防止"涌潮"。为了防止蚂蚁，可在坛的四周撒布些石灰粉。

蕲　蛇

【来源】为蝰科动物五步蛇 *Agkistrodon acutus*（Güenther）的干燥体。

【主要成分】含精胺、蛇肉碱、蛋白质、氨基酸、脂肪等。

【水分要求】安全水分 10% ~ 14%。

【变异现象】虫蛀、生霉。

【储存养护】置干燥处，防霉，防蛀。本品若不干燥，容易返潮、发霉、虫蛀，需烘干后，加樟脑封固，或层层撒花椒于箱内，也可以用大蒜，置干燥通风处。在养护时，宜经常翻晒或用火烘，或置石灰缸内，以防虫蛀。本品应防鼠害。

蛤　蚧

【来源】为壁虎科动物蛤蚧 *Gekko gecko* Linnaeus 的干燥体。

【主要成分】含卵磷脂、脂肪酸、氨基酸、肌肽、胆碱、肉毒碱、鸟嘌呤、蛋白质等。

【变异现象】虫蛀、生霉、破损。

【储存养护】置阴凉干燥处，防蛀。本品极易受潮发霉虫蛀，储存时应用木箱严密封装，常用花椒拌存。霉菌常产生于躯体内表面，因有竹片掩盖，往往不易发现，检查时需取开竹片观察。为了防蛀，梅雨季节前可用文火复烘干燥后继续在包装箱内拌放花椒、吴茱萸等。量少可用纸包好，放入石灰缸内，每隔半月检查一次，若有虫蛀，可用火烘处理。蛤蚧尾部易破损脱落，应特别注意防护，轻拿轻放。

蟾　酥

【来源】为蟾蜍科动物中华大蟾蜍 *Bufo bufo gargarizans* Cantor 或黑框蟾蜍 *B. melanostictus* Schneider 的干燥分泌物。

【主要成分】含强心甾类化合物（华蟾毒基、脂蟾毒配基）、吲哚类生物碱（蟾酥碱、蟾酥甲碱等）、甾醇类、肾上腺素、多种氨基酸等。

【水分要求】现行版药典规定水分不得过 13.0%。

【变异现象】生霉、粘连。

【储存养护】置通风干燥处，密封、防潮。本品易吸潮、黏结、发霉。为防霉，可复晒或用小火烘干，并拌放少量花椒或细辛。

阿 胶

【来源】 为马科动物驴 *Equus asinus* L. 的干燥皮或鲜皮经煎煮、浓缩制成的固体胶。

【主要成分】 主含明胶蛋白。另含无机元素铁、钾、钙、钠等。

【水分要求】 现行版药典规定水分不得过 15.0%。

【变异现象】 生霉、粘连、干裂。

【储存养护】 密闭，贮于阴凉、干燥处。本品主含动物胶原蛋白，受潮、受热则易回潮变软，生霉、粘连。阿胶长久风吹则易于破碎，日晒则易发软。养护时应防止高热熔化，防止风干崩裂。储存的安全相对湿度为 65%~70%。吸湿过多，可用石灰、氯化钙等干燥。

鹿 茸

【来源】 为鹿科动物梅花鹿 *Cervus nippon* Temminck 或马鹿 *C. elaphus* Linnaeus 的雄鹿未骨化密生茸毛的幼角。前者习称"花鹿茸"，后者习称"马鹿茸"。

【主要成分】 含神经酰胺、溶血磷脂酰胆碱、次黄嘌呤、尿嘧啶、磷脂类物质、多胺类物质、氨基酸和多种微量元素。

【变异现象】 虫蛀、生霉、变色、崩口。

【储存养护】 置阴凉干燥处，密闭，防蛀。本品最易遭受虫蛀、变色，受热则茸皮产生裂纹或崩口，遇潮则茸皮变色发黑并生白色霉斑。故锯茸后，将细辛末调成稠糊状，涂在有裂缝或边缘处，尤其是茸的末端最易生虫的地方，再烤干。鹿茸不装箱密封，容易受热或受潮，因此，最好装入木箱或铁木双层的箱内密封贮存，箱内可撒以樟脑，或与细辛、花椒同贮。

麝 香

【来源】 为鹿科动物林麝 *Moschus berezovskii* Flerov、马麝 *M. sifanicus* Przewalski 或原麝 *M. moschiferus* Linnaeus 成熟雄体香囊中的干燥分泌物。

【主要成分】 含麝香酮，为大环酮类化合物，具有特异强烈的香气。

【变异现象】 香气散失、串味。

【储存养护】 密闭，置阴凉干燥处，遮光，防潮，防蛀。麝香因其特异香气，一般不易生虫。若在瓶外包裹软羊皮和布，更能保证质量。忌与其他芳香性药材存放在一起，以免串味。毛壳麝香为了防潮可放入一些炒米，香囊的内层皮膜习称"银皮"，是最好的防止泄气物，故能耐较长时间的存放，而不影响质量。麝香忌水，遇水变质，如有霉点可取出吹晾 2~3 小时，用手擦去霉点。

牛 黄

【来源】 为牛科动物牛 *Bos taurus domesticus* Gmelin 的干燥胆结石。

【主要成分】含胆酸、胆红素，还有胆固醇类、脂肪酸、磷脂酰胆碱等。

【水分要求】现行版药典规定水分不得过9.0%。

【变异现象】破碎、变色。

【储存养护】遮光，密闭，置阴凉干燥处，防潮，防压。干燥时，切忌风吹、日晒、火烘，以防破裂或变色。牛黄易破碎，装箱时应衬棉花、软纸或灯心草等。注意防潮，一旦受潮，即产生裂纹，脱落成片状。

项目五　其他类中药材的储存与养护

一、茎木、皮类中药材的储存与养护

茎木类中药是以植物的茎入药的药材总称。一般分为茎类和木类两部分，其中茎类药材的药用部位包括木本植物的藤茎、茎枝、茎刺、茎的翅状附属物以及草本植物的藤茎和茎髓等；木类药材的药用部位包括木本植物茎的形成层以内的木质部部分，即以木材入药，且大多采用心材部分。

茎木类中药中易霉变的有首乌藤、通草、小通草、桑寄生、槲寄生、鸡血藤、大血藤、川木通、钩藤、忍冬藤等。易虫蛀的有鸡血藤、海风藤、青风藤等，较易虫蛀的有槲寄生、桑寄生、桂枝、大血藤、松节、桑枝等。易散气变味的有降香、檀香、沉香等，其中沉香还会出现失润干枯。因此茎木类药材的贮藏养护应根据不同药材采用不同的方法来进行，主要养护方法有防霉、防蛀、密闭、晾晒、熏蒸等。

皮类中药是指来源于裸子植物或被子植物（其中主要为双子叶植物）的茎干、枝和根的形成层以外部分的药材。其中大多数为木本植物茎干的皮，少数为根皮或枝皮。

皮类药材在采收加工、储存及养护不善时，易发生霉蛀、变色、散气等质变现象。如桑白皮、白鲜皮、木槿皮、椿皮、苦楝皮、地骨皮、黄柏、杜仲、牡丹皮等易霉变；桑白皮、黄柏、椿皮、合欢皮等易生虫；牡丹皮、桑白皮、黄柏、白鲜皮等易变色。厚朴、肉桂、牡丹皮等易散失气味，肉桂、厚朴还会出现失润干枯等。因此皮类中药储存与养护的主要方法有防潮、防蛀、密闭、药剂熏蒸、晾晒、对抗同贮等。

川木通

【来源】为毛茛科植物小木通 *Clematis armandii* Franch. 或绣球藤 *C. montana* Buch. - Ham. 的干燥藤茎。

【主要成分】含 α-香树脂醇，β-香树脂醇，绣球藤苷 A、B、C，无羁萜，齐墩果烷型五环三萜类化合物及其多糖苷，正二十八醇等。

【水分要求】现行版药典规定水分不得过 12.0%。

【变异现象】虫蛀、霉变。

【储存养护】置通风干燥处，防潮。本品质地疏松多孔，易吸水分，受潮后易霉变发黑，故储存期间要保持环境的干燥通风。若发现吸潮或有轻度的霉、蛀，应及时烘晒。虫蛀严重时，可用磷化铝熏蒸杀灭。在高温高湿季节前，可进行气调养护。

沉　香

【来源】为瑞香科植物白木香 *Aquilaria sinensis*（Lour.）Gilg 含有树脂的木材。

【主要成分】含挥发油及树脂。挥发油中有沉香螺萜醇、白木香酸、白木香醛、白木香醇、苄基丙酮、对甲氧基苄基丙酮等。

【变异现象】散失气味。

【储存养护】密闭，置阴凉干燥处。沉香虽不易生霉和虫蛀，但因其油性足、香气浓，储存不当易散失气味、失润干枯。故应置于阴凉干燥处密闭保存，储存期间切忌日晒、见光和受潮。

牡丹皮

【来源】为毛茛科植物牡丹 *Paeonia suffruticosa* Andr. 的干燥根皮。

【主要成分】含丹皮酚、芍药苷、挥发油（0.15% ~ 0.4%），以及苯甲酸、植物甾醇等。

【水分要求】现行版药典规定水分不得过 13.0%。

【变异现象】霉变、变色、散失气味。

【储存养护】置阴凉干燥处。本品含丹皮酚及挥发油，气香浓，为防止其挥发"走气"，应严密包装，并置于阴凉干燥处保存。牡丹皮含苯甲酸，具防腐作用，气味能避虫蛀，故不易生虫。本品受潮后易发霉、变色，应防潮。在梅雨季节前后可行日晒，保持干燥。还可利用传统经验进行对抗同贮，泽泻和山药易生虫，丹皮易变色，若将三者交互层层存放，或泽泻与山药分别与丹皮贮存在一起，既可防止泽泻、山药生虫，又可防止丹皮变色。

肉　桂

【来源】为樟科植物肉桂 *Cinnamomum cassia* Presl 的干燥树皮。

【主要成分】含挥发油 1% ~ 2%，油中主要成分为桂皮醛约 85%、醋酸桂皮酯，并含鞣质、黏液质、碳水化合物等。

【水分要求】现行版药典规定水分不得过 15.0%。

【变异现象】散失气味。

【储存养护】置阴凉干燥处。本品主含挥发油，香气浓厚，储存不当易散失气味、失润干枯。本品挥发油中主要成分桂皮醛在空气中易被氧化为桂皮酸，影响药材品质。故肉桂应贮放于阴凉、干燥、避风、遮光处，密封保存，如有条件最好冷藏。储存期间注意防热、防潮、防压，以免挥发油散失和压碎。

二、 全草、叶类中药材的储存与养护

全草类中药又称草类中药，大多为干燥的草本植物的地上部分，亦有少数带有根或根及根茎，或为小灌木的草质茎。

全草类中药材常显绿色，储存期间在温度、湿度、日光、氧化作用下，叶绿素与类胡萝卜素相互转化，而导致茎叶的颜色发生变化。具有芳香性的全草类药材如广藿香、薄荷、荆芥等含有挥发油，在常温下挥发油被氧化、分解或自然挥发，一般储存两年后常出现气味淡薄。由于多数全草类中药的结构菲薄，储存时间愈长，药材本身自耗较大，从而出现组织松弛，韧性减弱，质地轻脆，易折断破碎等现象。本类药材在气候干燥时易失水枯朽，气候潮湿时吸水霉腐。有的还会遭仓虫的危害，如蒲公英多在根部生虫；龙葵常在果实处被蛀蚀；萹蓄、鹅不食草蛀蚀遍及全草；荆芥、藿香、紫苏等生虫多从茎枝处蛀入，外表亦有蛀孔可见。因此，全草类药材不宜久储。

易变色、散气、生虫的全草类中药有荆芥、藿香、佩兰、紫苏、香薷、青蒿等。易霉变、生虫的全草类中药有蒲公英、萹蓄、车前草、马齿苋、龙葵、鹅不食草等。全草类中药材的养护，应按药材的不同性质特点和商品实际需要结合实施。应选阴凉、干燥、通风的库房。防潮、防热，避免日晒和久经风吹。库房的温度应不超过30℃，相对湿度应控制在70%~75%。货垛不宜过于高大，应留空隙适当透气。底层库房的货垛底距不应少于40cm，垛垫应保持清洁，不留残枝落叶和杂质。货垛应定期翻垛，上下交换，垛底部位包件如有结块、生霉，应整理除去。倒垛时，宜掀开衬垫物清扫，地面应通风散潮。含水分大或储存期间受潮均应晾晒。对不同品种应分别掌握干湿程度，若过干易使有些药材碎残损失，如藿香、佩兰。对茎枝细弱、叶片菲薄的药材晾晒时间亦不宜过长，如荆芥等。药材经日晒干燥后，应待其冷却、叶片柔软时理顺装件，以保持完整，减少损失。易虫蛀的品种，可用磷化铝熏蒸防治。药材未发生虫害前，用低温法气调密闭储存，不仅能防虫、防霉，也能保持药材香气。易走失香味、受潮发霉的药材，应在木箱或麻袋内衬防潮纸或塑料薄膜，有利于贮存。真空密封或无菌包装可保质久贮。

叶类中药是以植物的叶入药的药材总称，大多为成熟完整的叶，少数为嫩叶。药用部位有单叶、复叶的小叶、带叶的嫩枝及叶柄等。

叶类中药在储存中易出现发霉、变色、虫蛀等质变现象。如桑叶、枇杷叶、大青叶、艾叶、侧柏叶、人参叶、木芙蓉叶等易发霉；桑叶、侧柏叶、人参叶、荷叶、紫苏叶等易变色；桑叶、荷叶、人参叶、艾叶等易虫蛀；艾叶、紫苏叶等易散失气味。因此叶类中药

在储存时应防潮、防霉蛀，主要养护方法有晾晒法、药剂熏蒸法等，有条件者还可用气调养护法。

麻　黄

【来源】　为麻黄科植物草麻黄 *Ephedra sinica* Stapf、中麻黄 *E. intermedia* Schrenk et C. A. Mey. 或木贼麻黄 *E. equisetina* Bge. 的干燥草质茎。

【主要成分】　含多种生物碱，其中麻黄碱占总生物碱的 40%～90%，为主要有效成分，其次为伪麻黄碱、甲基麻黄碱等。此外，尚含鞣质、挥发油等。

【水分要求】　现行版药典规定水分不得过 9.0%。

【变异现象】　霉变、变色。

【储存养护】　置通风干燥处，防潮，避光。本品受潮后会变色、发霉、含量降低。受阳光长期直接照射，会引起褪色和有效成分的减少。储存中应保持干燥通风，以免变色、霉烂。若发现吸潮、生霉，只能摊晾，不宜曝晒。久贮或干燥不当，则变为黄色，影响药材质量。

薄　荷

【来源】　为唇形科植物薄荷 *Mentha haplocalyx* Briq. 的干燥地上部分。

【主要成分】　茎叶含挥发油（称薄荷油）1.3%～2.0%，油中含薄荷脑（62.3%～87.2%）、薄荷酮（10%～12%）。

【水分要求】　现行版药典规定水分不得过 15.0%。

【变异现象】　霉变、散失气味、变色。

【储存养护】　置阴凉干燥处。本品遇热易走失香味；遇潮湿容易发霉，受潮后可摊晾，但不宜曝晒，久晒则绿叶变黄，香气大量挥散。堆垛不宜太高，以防挤压。搬运时轻拿轻放，避免破损。

茵　陈

【来源】　为菊科植物滨蒿 *Artemisia scoparia* Waldst. et Kit. 或茵陈蒿 *A. capillaris* Thunb. 的干燥地上部分。春季采收的习称"绵茵陈"，秋季采割的称"花茵陈"。

【主要成分】　含滨蒿内酯（蒿属香豆素）、绿原酸、挥发油等。

【水分要求】　现行版药典规定水分不得过 12.0%。

【变异现象】　虫蛀、霉变、气味散失、变色。

【储存养护】　置阴凉干燥处，防潮，避光，避风吹。本品易发霉，走失香味，储存时间不宜超过三年，否则色变黄，香气散失，影响药效。因绵茵陈叶细卷曲，密被灰白色茸毛，绵软似绒，若混入泥土、尘末等杂质难以拣选，在库储存中应注意防尘及其他异物混杂。由于绵茵陈多卷成团，害虫常常寄居于内发育繁殖，表面观察，难以发现虫迹。检查时应撕开团块或用力抖动观察，有虫害情况可行烈日曝晒，但不宜过久，以免散失香气。此外，也可用磷化铝熏蒸防治。

枇杷叶

【来源】 为蔷薇科植物枇杷 *Eriobotrya japonica*（Thunb.）Lindl. 的干燥叶。

【主要成分】 含挥发油、枇杷苷Ⅰ、苦杏仁苷、熊果酸、齐墩果酸及维生素 B_1、维生素 C 等。

【水分要求】 现行版药典规定水分不得过 13.0%。

【变异现象】 霉变、变色。

【储存养护】 置干燥处。本品含有维生素 B_1 和维生素 C 等，为了保持较多的维生素，干燥时宜用较高的温度，迅速干燥。枇杷叶受潮后易发生霉烂，开始时出现斑点，以后会变色，甚至发黑，故储存处应经常保持干燥、通风以避免霉变。本品质脆易折断，在搬运或堆垛时，要避免撞击或重压，以保持叶片的完整。

紫苏叶

【来源】 为唇形科植物紫苏 *Perilla frutescens*（L.）Britt. 的干燥叶（或带嫩枝）。

【主要成分】 主含挥发油。尚含精氨酸和红色色素等。

【水分要求】 现行版药典规定水分不得过 12.0%。

【变异现象】 霉变、变色、散失气味。

【储存养护】 置阴凉干燥处，防潮和防香气走失。本品受潮后容易发霉变色，甚至腐烂。紫苏叶主含挥发油，气香浓，受热会导致挥发油损失，香气走失，故应置阴凉、干燥处储存。储存期间若发现潮软，要及时摊晾，不宜日晒（日晒后颜色变淡）。苏叶质脆易碎，在储存和运输中应防压碎。本品不宜久贮，否则会使苏叶的香气逐渐淡薄，影响质量。

三、 藻菌类中药材的储存与养护

藻、菌类中药是以低等植物中的藻类和菌类入药的药材总称，其中以菌类药材为多。

藻类药材多附有一定的盐分，极易吸潮变软，如昆布、海藻等易吸湿返潮，使盐分溶化流失，影响药材质量并造成保管困难。菌类药材大多含有脂肪、蛋白质、氨基酸及糖类等成分，储存与养护不当，极易产生霉变和虫蛀等质变现象。如茯苓、银耳、虫草、麦角等易霉变；茯苓、茯苓皮、猪苓、虫草、雷丸、灵芝、蝉花、麦角等易虫蛀；银耳、虫草等还易变色。因此藻、菌类药材在储存时应采取有效的养护措施进行防治，如防潮、防蛀、密闭、冷藏及气调养护等。

冬虫夏草

【来源】 为麦角菌科真菌冬虫夏草菌 *Cordyceps sinensis*（Berk.）Sacc. 寄生在蝙蝠蛾科昆虫幼虫上的子座及幼虫尸体的复合体。

【主要成分】 含虫草酸、虫草素、腺苷、粗蛋白、氨基酸、脂肪、麦角甾醇、虫草多糖、多种微量元素及维生素 B_{12} 等。

【变异现象】 虫蛀、霉变、变色。

【储存养护】 置阴凉干燥处，防潮，防蛀。本品为细贵药材，若储存养护不当易发生虫蛀、发霉、变色。为防止变异的发生，可将冬虫夏草用 95% 的乙醇熏蒸，即把 95% 的乙醇 500～1000mL 盛入广口瓶等敞口容器中，然后放在贮有药材的容器下面，上面放冬虫夏草，中间用带孔的物体（如笮子）把二者隔开，密闭容器 6～7 天可杀死虫体霉菌。虫草可利用对抗同贮的方法来达到防潮、防蛀的目的，如西红花与虫草同贮于低温干燥之处，可保虫草久贮不坏；若与花椒共贮也能防蛀。虫草还可在装箱时加入吸潮剂来达到防潮、防蛀的目的，先在箱内底部放置用纸包好的木炭，再放些碎丹皮，然后将虫草置于其上并密封，即可防霉、蛀的发生；也可先将虫草按一定分量分件用纸封包，再将包件层层堆叠装箱，并在每一堆层之间撒上一薄层石灰粉，直至箱满，最顶层仍覆撒石灰粉，盖严密封，其防潮、防虫的效果更佳。储存期间应保持环境的干燥并注意检查，若发现受潮变软，要立即日晒或烘焙至干。有条件者，采用冷藏法或气调养护法，储存效果更佳。采用气调法结合除氧剂封存养护技术，对虫草进行除氧保鲜，在保持品质和降低药材损耗方面有很好的效果，从而明显提高了经济效益。

茯　苓

【来源】 为多孔菌科真菌茯苓 *Poria cocos*（Schw.）Wolf 的干燥菌核。

【主要成分】 含 β-茯苓聚糖，含量最高可达 75%，并含多种四环三萜酸类化合物，如茯苓酸、齿孔酸等。此外，尚含卵磷脂、蛋白质、脂肪、组氨酸等。

【水分要求】 现行版药典规定水分不得过 18.0%。

【变异现象】 虫蛀、霉变、变色。

【储存养护】 置干燥处，防潮。本品储存不当，可发生虫蛀、发霉、变色等质变现象。如受潮易霉变，尤其在梅雨季节最易受潮，发生黄色霉斑，甚至霉烂，同时茯苓受潮后也易导致生虫，故茯苓应置于干燥处保存，但不宜过分干燥和风吹，以免失去黏性或产生裂隙。储存期间若发现受潮，要及时晾晒，但不宜曝晒，以免变色和起裂隙。为防霉变可在梅雨季节前、后将原件打开日晒，为防起裂隙和受热过度变色，晒时可在药材上盖以白纸。储存中为防治虫蛀，可用磷化铝熏蒸。有条件者，采用气调养护保存效果更佳。

四、 树脂、 加工类中药材的储存与养护

树脂类中药是以植物体的分泌物入药的药材总称，包括植物体的正常代谢产物和割伤后的分泌产物。

树脂类中药在储存中易出现黏结、融化、散失气味等质变现象，如松香、枫香脂、安息香、乳香、藤黄等受热易黏结、融化；苏合香、安息香、没药、乳香、阿魏等易散失气味，其中阿魏还易与其他药材串味；安息香、没药、乳香、松香、干漆等遇火易燃烧。因此树脂类中药的主要养护方法有密闭、防热、防火等，其中的毒、剧药材和易燃药材还应按特殊药材严格保管。

加工类中药是以植物体的某一部分或间接使用植物的某些制品为原料，经过不同的加工处理而得的产物。

加工类中药若储存不当，会发生霉变、虫蛀、变色、融化、挥发等多种质变现象。如青黛、胆南星、半夏曲、芜荑、六神曲、建曲、红曲米、竹沥等易发霉；胆南星、芜荑、六神曲、建曲、红曲米、淡豆豉等易虫蛀；红曲米、柿霜等易变色，其中柿霜还易潮解、溶化；松节油、牡荆油、肉桂油、桉油等易挥发；薄荷脑、樟脑、冰片等易升华；芦荟、儿茶、西瓜霜等易粘连、融化；樟脑、海金沙、冰片等遇火易燃。故加工类中药的储存养护应根据不同的药材，采取相应的有效措施进行防治，主要方法有防潮、防蛀、防热、防火、密封等。

苏合香

【来源】 为金缕梅科植物苏合香树 *Liquidambar orientalis* Mill. 的树干渗出的香树脂经加工精制而成。

【主要成分】 粗制品含树脂约36%，其余为油状液体。树脂中含苏合香树脂醇、齐墩果酮酸等。油状液体中含有苯乙烯、乙酸桂皮酯、肉桂酸等。

【变异现象】 散失气味。

【储存养护】 密闭，置阴凉干燥处。本品易挥发而走失香气。若受热会加速挥发导致损失。储存时宜将苏合香密封后，置于阴凉干燥处，避光保存，注意防热。为保持苏合香的油分和香味不受损失，还可利用苏合香不溶于水、遇水不发生变化的性质，储存时在盛装苏合香的容器中加入适量清水后封严，可防其挥发干燥。同时由于本品为半流动性的浓稠液体，故在运输、储存时应注意检查包装的严密性，轻堆轻卸，避免渗漏损失。

儿 茶

【来源】 为豆科植物儿茶 *Acacia catechu*（L. f.）Willd. 的去皮枝、干的干燥煎膏。

【主要成分】 含儿茶鞣质、儿茶素及表儿茶素，还含树胶及黏液质等。

【水分要求】现行版药典规定水分不得过 17.0%。

【变异现象】粘连、融化。

【储存养护】置干燥处，防潮。本品受潮后有黏性，易致粘连结块；受热也易相互粘连。故应置阴凉干燥处保存。储存期间注意防潮、防热。

<h2 style="text-align:center">冰片（合成龙脑）</h2>

【来源】本品为樟脑、松节油等化学原料经化学合成而得的结晶状物（合成龙脑），又称"机制冰片"。

【主要成分】含消旋龙脑、樟脑、异龙脑等。

【变异现象】升华。

【储存养护】密封，置阴凉干燥处，避光，避风。本品易升华，若受热会加速升华散失，导致结饼和失香。故在储存冰片时应先将其密封，严防泄气，避免升华而损失分量和降低药效，然后置于阴凉干燥处，避光、避风保存。储存期间应防受热，不宜经常拆封，以免升华损失。若在库内嗅到强烈的清凉气味，说明包装不够严密，要及时采取加固密封措施。冰片遇火易燃烧，储存时应与其他药材相隔离，最好用专库来存放。

五、 矿物类中药材的储存与养护

矿物类药材多数是天然的矿石、化石及加工品。性质比较稳定，储存期间药材质量变化不大，但也有部分含氯、硼、钠盐等化合物，在外界温度和湿度变化情况下，亦会产生物理、化学性质的变异，影响药材质量，造成数量上的损失。有的药材在长期氧化作用下，易产生表面层氧化而变色，失去磁性、锈蚀等。

矿物类药材中易潮解、风化的药材有芒硝、硼砂、绿矾、胆矾等；易潮解的药材有大青盐、硇砂等；易氧化的药材有磁石、代赭石、雄黄、朱砂等。

易潮解、风化的矿物类药材，常与气候的干湿有关。在干燥的季节会出现风化，潮湿的季节则产生潮解。芒硝为白色透明结晶状，吸湿力强，若表面出现湿润，晶体透明度大，是吸湿潮解现象，严重时会熔化成液体，在干燥的环境下，表面会出现白色粉状物，即风化，其粉末为风化硝；大青盐、硇砂在潮湿的环境下均易吸湿潮解；磁石、代赭石等易氧化，有的外表会出现锈迹；雄黄氧化后色泽变淡，易破碎风化，甚至变为末状；朱砂久储色泽变暗，光亮度减弱。

矿物类药材的储存宜选择阴凉、避风、避光的库房。储存盐类化合物，库内相对湿度控制在 70%~75%。包装物料应牢固，货垛不宜堆在门窗通风处，垛底应填隔潮物料，货垛应与其他药材有一定间距，免受污染。如芒硝等潮解严重时会湿透包装或呈溶液流出，经久不干。

矿物类药材的养护可采用晾晒法，如大青盐、硇砂等若潮解流水严重，可曝晒，干燥后密封贮藏；也可采用吸湿法，如芒硝、胆矾等潮解时可用吸湿剂吸湿，以免流失过多；还可采用通风法，调节库内空气，使环境得到干燥。

龙 骨

【来源】 古代哺乳动物的骨骼化石或象类门齿的化石。

【主要成分】 主含碳酸钙、磷酸钙及其他多种无机成分，常因产地及埋藏地层而异。

【水分要求】 一般水分含量不得过 13.0% 。

【变异现象】 风化。

【储存养护】 置干燥处，防潮、防压、避风存放。本品因块大，质酥脆，见风吹或露置于空气中，极易风化粉碎，故必须避风密闭存放。

芒 硝

【来源】 为硫酸盐类矿物芒硝族芒硝，经加工精制而成的结晶体。

【主要成分】 主含含水硫酸钠（$Na_2SO_4 \cdot 10H_2O$）。

【水分要求】 现行版药典规定，在 105℃ 干燥至恒重，减失重量应为 51.0% ~57.0% 。

【变异现象】 风化、潮解。

【储存养护】 密闭，在 30℃ 以下保存，防风化。本品易潮解、风化。空气潮湿易吸潮融化，空气干燥易失去结晶水而使表面覆盖一层白色粉末（无水硫酸钠），因此，宜密闭容器内储存。

复习思考

1. 根与根茎类中药材储存变异现象有哪些？试述分类品种及储存养护方法。

2. 花类中药材易发生哪些储存变异现象？应采取哪些储存养护措施？

3. 果实与种子类中药材储存变异品种如何分类？防治方法有哪些？

4. 动物类中药材在储存中易出现哪些变异现象？如何进行储存养护？

5. 试述下列中药材变异现象及储存养护方法：

大黄、板蓝根、甘草、人参、当归、川芎、党参、川贝母、西红花、枸杞子、苦杏仁、蟾酥、阿胶、麝香、牛黄、牡丹皮、麻黄、冬虫夏草、冰片、芒硝。

6. 储存时易散失气味的中药材品种有哪些？

模 块 十

中药饮片储存与养护

【学习目标】

1. 掌握中药饮片的分类，储存一般原则与储存分类保管。

2. 熟悉中药饮片储存保管制度

中药材凡经净制、切制或炮炙等处理后，均称为"饮片"，中药材必须经过炮制成饮片，才能应用于临床或用于制备中成药，这是中医临床用药的特点之一，是保证临床用药安全、提高临床用药疗效的重要措施。

中药材经炮制加工成饮片后增加了暴露面，吸湿和被污染的机会增大，所含油脂、糖、黏液质、挥发成分等更易外溢、挥发或被氧化。加辅料炮制的饮片，各种辅料的成分、性质和稳定性不尽相同，更增加了炮制品变质的可能性，从而增加了储存养护的难度。因此饮片的储存保管是否得当，直接对中药质量产生影响，进而关系到临床用药的安全与有效。

项目一　中药饮片的分类

饮片的生产是由中药材的自然属性和治疗用途来决定的。根据中药炮制的工艺，饮片分为净选类、切制类、炮炙类和加工品类。

一、净选类饮片

净选类饮片是通过挑拣、筛簸、刷撞等加工方法，去除原料药材的灰土杂质、非药用部位后，直接供药用的一种饮片。净选类饮片基本保持了原料药材的形体、色泽、气味和有效成分含量，如八角茴香、葶苈子、丁香、番泻叶、菊花、土鳖虫等。

二、 切制类饮片

切制类饮片是用剁刀机、转盘机、磅片机等专用机械或手工操作，将经润、喷淋后的原料药材切成片、丝、段及块等不同形状的饮片，如羚羊角切成极薄片、白芍切成薄片、山药切成厚片、厚朴切成丝、麻黄切成段、阿胶切成丁等。

三、 炮炙类饮片

炮炙类饮片是根据治疗作用，采用不同的炮炙方法，有的还选用了不同的辅料加工而成的饮片。按照炮炙方法可分为炒、煅、炙、蒸、煮等；按照所用辅料可分为麸炒、米炒、土炒、酒炙、醋炙、蜜炙、盐炙、姜炙、油炙等。

四、 加工品类饮片

加工品类饮片主要有胶、霜、曲、粉、饼等。胶是将动物的皮、骨、甲、角，经加工提取胶质，浓缩成胶状，切制成块的加工再制品，如阿胶、鹿角胶、龟甲胶等。霜习惯上可应用多种加工方法。有用去油的方法，将药材加工成形态似霜的，如巴豆霜、千金子霜等；有用析出结晶的方法制成霜的，如西瓜霜；有用煎熬的方法制成霜的，如鹿角熬胶后的残渣，叫"鹿角霜"。曲是利用发酵方法制造而成的加工品，如神曲、半夏曲等。粉是将原料药材经粉碎研磨而成的加工品，如羚羊角粉、三七粉等。饼是将原料药材制成薄片饼状的加工再制品，如杏仁饼、柿霜饼等。

项目二　中药饮片的保管

一、 中药饮片储存一般原则

1. 中药材经过加工炮制后，要按照炮制日期，先进先出，以免储存日久，发生变质。
2. 切制成不同规格的饮片，由于截断面积增加，与外界空气接触面也随之扩大，因此，吸湿与污染的机会亦多，在严格饮片含水量在9%～13%的同时，还必须根据饮片与所加辅料的性质，选用适当容器储存，严格温湿度管理。

二、 中药饮片储存分类保管

（一）净选类饮片

虽然加工时经过整理除杂，但自然属性未变，在外因条件下，仍易产生虫蛀、霉变、泛油、变色等质量变异。故宜贮阴凉干燥处。

（二）切制类饮片

以片、丝、段、块为大类。此类饮片经烘烤干燥，成品含水量较低，但由于表面积增大，若储存期过长或保管不善，仍易受潮、虫蛀、霉变等。

1. 含淀粉较多的饮片　如山药、泽泻、天花粉、葛根等，切片后要及时干燥，并防污染，宜贮通风干燥阴凉处，防虫蛀。

2. 含挥发油较多的饮片　如当归、川芎、木香、薄荷、荆芥等切制后，干燥温度不宜过高，一般在60℃以下，以免损失有效成分；储存室温亦不宜过高，反之，易丧失香气或导致泛油；湿度大则易吸潮霉变和虫蛀，故宜贮阴凉干燥处，防蛀。

3. 含糖分及黏液质较多的饮片　如地黄、党参、肉苁蓉、天冬、黄精等，切片后不易干燥，若储存温度高、湿度大均易吸潮变软发黏、霉变虫蛀，故宜贮通风干燥处，密封贮存，防霉蛀。

4. 果实种子类饮片　果实种子类饮片有的经炒制后增强了香气，如紫苏子、莱菔子、白扁豆、薏苡仁等，若包装不坚固则易受仓虫或鼠咬，故宜储存在缸、罐中。

（三）炮炙类饮片

1. 酒、醋炙饮片　酒炙饮片如大黄、黄芩、当归等，醋炙饮片如红大戟、芫花、甘遂、香附、商陆等，均应贮于密闭容器中，置阴凉处。

2. 盐水炙饮片　如知母、泽泻、巴戟天、车前子等，易吸收空气中的湿气而受潮，如储存温度高而又过于干燥则盐分从表面析出，故应贮密闭容器内，置通风干燥处，防潮。

3. 蜜炙饮片　如甘草、黄芪、款冬花、枇杷叶等。炮炙后糖分大，较难干燥，易受潮返软或粘连成团，若储存温度过高则蜜融化，易污染、虫蛀、霉变及鼠咬。通常贮于缸、罐内，密闭，置通风、干燥、凉爽处储存。蜜炙品每次制备不宜过多、储存时间不宜过长。

4. 蒸煮类饮片　常含有较多水分，如熟地黄、制黄精、制何首乌等。蒸煮后易受毛霉侵染，饮片表面附着霉菌菌丝体。宜密闭储存，置干燥通风阴凉处。

（四）加工品类饮片

1. 曲类饮片　多以淀粉为黏合剂经发酵后制成，气清香，易蛀、霉、泛油及鼠咬。

2. 霜类饮片　去油制霜的霜类饮片易泛油。

上述加工类饮片宜密闭贮阴凉干燥处，不宜久贮。

3. 矿物加工类饮片　如芒硝、硼砂、胆矾等，在干燥空气中易失去结晶水，故宜贮缸、罐中密闭。置阴凉处，防风化、潮解。

综上所述，中药饮片库房应保持通风、阴凉与干燥，避免日光直射，库温控制在30℃以下，相对湿度75%以下为宜，勤检查、勤翻晒，经常灭鼠。饮片储存容器必须合适，一般可储存于木箱、纤维纸箱中，尤以置密封的铁罐、铁桶为佳，亦可置瓷罐、缸或瓮中，并置石灰或硅胶等吸湿剂。中药房饮片柜，置药格斗要严密，对于流转呆滞的饮片，应经常检查，以防霉变、虫蛀。

从药用部位分析，花类饮片易变色、香气散失。应密封储存、避光，储存期不宜超过1年。受潮需摊晾、阴干或低温烘干（30~40℃），忌曝晒、高温烘烤。动物类饮片易蛀、霉、泛油变质。梅雨季节宜烘焙1~2次，置灰缸储存，或拌花椒同贮。库房相对湿度70%以下。要少贮勤进。其他，如纤维性与木质类饮片则不易引起质变，无须特殊保管；叶与全草类亦较易保管，少数品种易蛀、霉，如垂盆草、半边莲等，宜贮干燥处，贮期不宜过长。

三、 中药饮片储存保管制度化

加强饮片保管制度是中药饮片储存的重要环节，除前述实施"先进先出""易变先出"制度之同时，还具体表现在：

1. "四定" 即定人、定点、定期、定品种。将保管质量制度落实到人，实行岗位责任制，以有效地确保饮片质量。

2. "三勤、三查" 即勤查、勤翻、勤整理；自查、互查、监督员查。形成质量监督网，防止饮片蛀、霉变异。

3. "三色标帜" 即按中药饮片特性划分为3大类，以3种不同颜色做标帜，最易蛀霉的品种定为第一类，用红色标帜；易蛀霉的品种为第二类，用黄色标帜；不易蛀霉的品种为第三类，用绿色标帜。从而规定各类品种有主次地分批进行检查，同时做好记录。

复习思考

1. 中药饮片有哪些类型？试述各类中药饮片储存养护与保管。

2. 中药饮片储存保管的原则、制度有哪些?

模块十一

中成药储存与养护

【学习目标】

　　掌握中成药入库检验与在库检查的内容与方法；各类中成药的储存变异与检验、保管养护。

　　中成药是指在中医药理论指导下，以中药饮片为原料，按规定的处方和标准制成具有一定规格的剂型，可直接用于防治疾病的制剂。

　　由于生产中成药的原料药多来源于动植物，而且多药配方，成分十分复杂，其质量受到生产、流通环节中多种因素影响。如果某些环节控制不当，中成药就易产生各种变异，使药效降低或失效而不能服用，甚至会延误病情或导致药源性感染。所以，研究中成药商品的质量变异规律及其科学的储存养护方法，对保证用药安全有效具有重要意义。

项目一　中成药入库检验与在库检查

一、中成药入库检验

　　中成药入库时，除了应按照一般入库手续核对其品名、批号、规格、厂名和数量外，还必须按不同剂型的特点，仔细进行质量检验。一般包括感官与理化检验。

（一）感官检验

　　检查中成药的包装外形、色泽、气味、硬度、黏性、澄明度等是否合乎标准规定，有无破损变色、沉淀、混浊、潮解、粘连与生虫、霉变等变异。

（二）理化检验

　　采用适当的仪器设备和方法对中成药进行物理化学等方面的分析检验，以确定中成药的真伪和优劣。

（三）入库检验内容

1. **收货标签**　整洁不歪斜，字迹清楚，内外标签品名、数量、规格、批号、有效期一致，瓶盖旋紧，袋口封牢，不松盖，不漏气，封扎牢固。瓶身清洁干燥，无药液黏附（如糖浆、膏汁等）。瓶、袋、盒、箱内装量准确，无漏装，无破损，外包装纸箱含水量应在12%以下，木箱含水量应在18%以下，封条完整，无开口箱，同一批号产品的色泽应一致，不同批号的产品色泽应基本一致。

2. **包装检查**　包括内包装和外包装检查。中成药的内包装主要系指盛装药物的瓶、塞、纸盒、塑料袋、纸质袋、金属罐等容器和填塞物以及容器外表的标签、牌贴等。外包装系指内包装外的纸箱、塑料盒、木箱、木桶、金属桶等包装材料以及衬垫物、防潮纸、塑料袋等。检查内、外包装能否保证药物质量和安全卫生；标签、牌贴及说明书是否符合卫生行政部门规定的项目和审定的内容；包装标志是否符合运输与储存的要求；检查有否注明批准文号、出厂批号、商标，或特殊管理药物识别标志、外用药标志、环境卫生消毒杀虫药标志、兽用药标志等。此外，有期限的药物还须注明有效期。

3. **抽样**　入库检验要按规定比例抽样开箱检查，发现可疑的批号，应全部拆箱普验或按批号抽样检验。凡不合格或过期失效、霉蛀变质、非药用规格，以及未经国务院药品监督部门批准生产的假、劣药，不准验收入库。

4. **进口中成药**　必须经国务院药品监督部门授权的口岸药品检验机构检验合格后才能入库。调拨时应附有检验报告书副本。

5. **特殊中成药**　对于特殊管理的中成药、贵重中成药，或遇空气易污染变质的中成药，若包装、外观无可疑之处，一般可根据检验报告书或合格证进行验收，不应任意开拆内包装。经过拆封检验的药物必须即时密封，并在拆封处加盖抽检标记。

二、 中成药在库检查

在库中成药因剂型不同，品种复杂，有的性质不够稳定，易发生变异而质量降低或失去疗效，故须在储存过程中加强检查。夏季5天查1次，春、秋季每10天查1次，某些易变质品种，逢梅雨季节，还应2~3天检查1次，并做好记录，及时采取措施，解决存在的问题。中成药包装到夏季易受潮热或发生变异。检查时应对货垛及包装物周围仔细观察，注意有无潮霉及生虫迹象，如有异状异味，应根据不同剂型，拆箱进一步检查；对于特殊管理的药品、有效期短的药品、贵重药品和危险品药品的检查周期应更短频；对怕冻药品在寒冷季节应加强防冻检查。

在库检查的内容应包括库房温湿度、药品外观性状和质量变化、包装变异、货垛存放是否符合要求和安全稳固，以及药品的储运动态等。在检查中特别要注意易变质、包装易损和有效期药品的检验。在库检查要求经常与定期相结合，对每次检查记录要分析，作为研究储品质量变化发生原因的依据和药品变化规律的资料，并应做到边检查、边研究、边改进。

项目二　中成药分类检验与保管

一、丸剂

丸剂系指药物细粉或提取物与适宜的辅料制成的球形或类球形固体制剂。按赋形剂和制备方法的不同可分为蜜丸、水丸、糊丸、蜡丸、浓缩丸、滴丸等。

（一）丸剂储存变异与检验

丸剂受潮易发霉、生虫、失润、气味散失或粘连结块。如蜜丸、浓缩丸发霉表面即不显油润，质地潮软，带有黏性，严重时会出现白膜，嗅之有酸气异味；水丸发霉，初始表面润湿，继而逐渐有霉斑出现，最后则转为深暗无光泽，并易出现松碎。蜜丸生虫，多始于表面，可见仓虫排泄物黏附；水丸生虫往往从内部蛀蚀，表面蛀孔细小且不易发现，但体质轻泡，手捻易碎，也可见包装内有蛀屑散落。含油脂成分的水丸，有的还会泛油，因受热后油质外泄，并污染包装物，严重者色泽变深并会产生异味。若空气过于干燥或温度过高，蜜丸易失水干枯、变硬、皱皮、开裂。滴丸受潮易粘连、变色等。

（二）丸剂保管养护

宜选择干燥阴凉的库房储存。库温不超过28℃，安全相对湿度不过70%。如温湿度过高，则应采取通风散潮和降温的调节措施，同时要搞好清洁卫生，不使仓虫、霉菌有生存繁殖的条件。养护还可采用密封、气调养护等方法。

二、散剂

散剂系指药物经粉碎、均匀混合制成的干燥粉末状制剂。

（一）散剂储存变异与检验

粉末状散剂，表面积增大，与空气接触面广，其气味散失、吸湿性及化学活性等都相应增加，因此常易出现气味散失、吸湿结块、虫蛀、发霉等。如紫雪散含有多量吸湿的玄明粉、石膏等矿物类成分，易吸湿硬结；避瘟散中含麝香、冰片、薄荷脑、檀香等，易挥发、升华、香气散失；七厘散含树脂性成分乳香、没药，遇热易结块等。

入库、在库检验时，首先要检查包装是否完整，有无破漏、湿润的痕迹；同时，要检查粉末是否粘连成块、发霉、虫蛀，并观察有无虫粪、虫迹。具体操作可取适量散剂，平摊在干净白瓷盘或光洁白纸上，感官观测有无变色、色泽不匀、色点或其他变异。

（二）散剂保管养护

散剂保管养护关键是防潮。一般均应在干燥处密闭储存，同时还要结合药品的性质、剂型和包装特点实施保管。

1. 纸质包装的散剂易吸潮，应严格防潮储存。同时纸质包装易破裂，故宜避免重压、撞击。

2. 用塑料薄膜包装的散剂较纸质包装稳定，但由于薄膜材料仍有一定程度的透气、透湿性，故仍须防潮，不宜久贮。

3. 含挥发性成分的散剂，须强化温湿度管理，宜密封储存，置阴凉处。

4. 内服、外用散剂宜分储，特殊管理药品的散剂要专柜、专库储存。

三、 煎膏剂 （膏滋）

煎膏剂系指饮片用水煎煮，取煎煮液浓缩，加炼蜜或糖（或转化糖）的半流体制剂。

（一）煎膏剂储存变异与检验

含水量大小与成品质量直接相关，正常煎膏剂表面光滑、滋润细腻而均匀，无隆起的水泡或下陷不平的凹孔，上下部位的浓稠度应一致，滴在纸上不出现水渍扩散。如上稀下稠或表面有水泡、凹孔等则水分过大。有时可见容器盖口内有凝结细小水珠，则极易产生霉变，初霉时膏体表面滋润度逐渐减退，并产生细微的白点，然后逐步扩大成片。煎膏剂的辅料蔗糖若转化不善，成品还会出现"返砂"，即析出糖粒，直接影响成品质量。煎膏剂还易发酵、变酸、分层，受热后膨胀外溢。

（二）煎膏剂保管养护

宜选择低温通风的库房储存，库温28℃以下，安全相对湿度75%左右。夏季气温高时，宜晴天夜间开窗通风。平时要避光储存，宜密封储存于棕色玻璃瓶内。

四、 膏药

膏药系指饮片、食用植物油与红丹（铅丹）或官粉（铅粉）炼成膏料，摊涂于裱褙材料上供贴敷于皮肤的外用制剂。前者称为黑膏药，后者称为白膏药。

（一）膏药储存变异与检验

炼制的老嫩，直接影响成品质量。煎炼过度，质脆不黏，冬季会干枯；煎炼过嫩，夏季易融化渗流及裱褙出现渗油。膏药中多数含有挥发性、升华性中药，如乳香、没药、冰片、樟脑、麝香、肉桂、丁香等，储存日久，则有效成分散失。

（二）膏药保管养护

宜贮于密闭包装内，置干燥阴凉处，防热、防潮、避免干硬、失润。一般储存期不超过2年。

五、 贴膏剂

贴膏剂系指将原料药物与适宜的基质制成膏状物，涂布于背衬材料上供皮肤贴敷，可产生全身性或局部作用的一种薄片状制剂。贴膏剂包括凝胶贴膏和橡胶贴膏。

受潮热或储存期过久，会使贴膏剂失去黏附力，香气散失。贴膏剂所含挥发成分易挥发散失，储存中因受热、受冻或储存日久，膏质易渗透到裱褙外出现漏膏、熔化现象，或膏质黏性下降甚至失黏、脱膏，有的也会出现生霉、酸败等变异。除另有规定外，贴膏剂应密封储存于阴凉干燥处，注意防潮、防热、防冻、避风。

六、 软膏剂与乳膏剂

软膏剂系指药物与油脂性或水溶性基质混合制成的均匀的半固体外用剂制。乳膏剂系指药物溶解或分散于乳状液型基质中形成的均匀半固体外用剂制。

（一）软膏剂与乳膏剂储存变异与检验

储存不当会引起下列质量变异：

1. 酸败　多见于植物油或脂肪性基质制成的软膏。主要是水分含量高与久储或温度过高所致。

2. 流油与质地变硬　含油脂性基质的软膏易产生。库温过高会导致融化流油，库温过低则使软膏变硬。亲水性基质制成的软膏，久储或库温过高易使软膏水分蒸发而变硬、干裂。

此外，储存不当还会产生分离、生霉、变色、变质失效等质量变异。

（二）软膏剂与乳膏剂保管养护

通常密闭置于28℃以下库温内。乳膏剂和水溶性基质的软膏更应避热，寒冷季节还应防冻。有效期规定的软膏剂与乳膏剂，应先产先出、近期先出。出库时应留有一定的期限。锡管软膏已具备遮光和密闭的条件，在30℃以下存放即可，避免受压。塑料管软膏因具有透气性，若是亲水性或水溶性基质的软膏，应避潮避光储存，并避免重压和久贮。

七、 胶剂

胶剂系指将动物皮、骨、甲或角等，用水煎取胶质、浓缩成稠胶状，经干燥后制成的固体块状内服制剂，如阿胶、龟甲胶、鹿角胶等。

（一）胶剂储存变异与检验

胶剂检验时，外观同批的色泽均应一致，无异臭气。胶体表面油润光滑，以两块相碰，发出声音清脆，重击易碎则干透。夏季高温时，质地会变得稍软，但不应软至变形。一般在库温30℃，如变软发黏，则未干透。储存中胶体夏季易变形或粘连成坨，甚至融化，有时还会生霉。安全水分15%以下。如有霉变、异臭或严重焦臭味、发软粘连甚至融化者则不宜药用。

（二）胶剂保管养护

胶剂宜装于盒内，置阴凉干燥处。夏季或湿热时，可贮于石灰缸内或干燥稻糠内，比较安全。因胶剂久贮石灰缸内过分干燥易破裂，故常贮1周后取出仍置于货架上。夏季亦可将胶剂置于密封箱内，立放或平放，层层架起，但不宜堆积层数太多，以防久压软化，导致胶块变形，粘连成坨。冬季要防止风吹，以免碎裂成小块。

八、 酒剂

酒剂系指饮片用蒸馏酒提取制成的澄清液体制剂，又称为药酒。

（一）酒剂储存变异

酒剂储存不当会引起下列质量变异：

1. **沉淀** 某些大分子杂质（树胶、蛋白质等）在提取过程中会呈胶体状态悬浮在液体中，呈透明状。在储存过程中，胶体微粒逐渐聚结而产生混浊或沉淀。若储存温度过低，药物的溶解度可随温度的降低而减小，会产生沉淀。此外，如包装不严或储存温度高，亦可使乙醇挥发，药液变浓而产生沉淀，玻璃容器质量差，在储存期玻璃表面析出游离碱而使酒剂的 pH 值改变，或受温度、日光等影响，均可使之产生沉淀。

2. **变色** 含中药有效成分的酒剂，久贮或日光照射会促使酒剂变色。

3. **效价降低** 有的酒剂有效成分性质不稳定，故有有效期规定；有的因封口不严，包装质量差，易产生药液渗漏、乙醇挥发，甚至干涸或析出结晶；有的受热或日光照射，甚则能使酒剂酸败变质；气温过低，亦易冻结。

（二）酒剂的检验

同一批号酒剂应色泽一致。对未加糖或蜜的药酒，要求酒液纯洁透明，无沉淀，不含任何杂质。加有糖、蜜的酒，酒液稍有黏性，色泽略深，但不得混浊或沉淀。外观性状检查还须观察封口是否严密，有无渗漏、挥发、装量不足；有无杂质异物；瓶口有无黏着物等。

（三）酒剂保管养护

酒剂常用棕色或无色小口瓶装，必须严密封口。夏季应避热，须置阴凉处储存，堆垛不宜过高。冬季应防冻。贮处应远离火源，杜绝火种，不能与易燃品共储一处。光照可加速有效成分变质，故宜避光。对有期限药品应注意有效期，无期限规定的品种亦不宜久贮。要注意包装容器检查，如若嗅到酒的气味，则封口不严或有破损，应及时检查处理。

九、 合剂、 露剂、 茶剂

(一) 合剂

合剂系指饮片用水或其他溶剂，采用适宜的方法提取制成的口服液体制剂。中药合剂常含有糖类、蛋白质等，易滋生微生物，久贮易发霉、发酵、酸败、产生气体等。故宜瓶装密封、贮藏于凉爽处，注意防热、防潮、避光。

(二) 露剂

露剂系指含挥发性成分的饮片用水蒸气蒸馏法制成的芳香水剂。成品应澄明、无杂质或絮状沉淀；不得有异臭；应符合无菌要求。露剂因包装不严或受热，所含芳香挥发成分易挥发散失，也易产生混浊、沉淀、发霉、酸败、异臭等。因此，露剂宜用棕色玻璃瓶等包装，密闭贮藏于阴凉处，常检查，注意防热，冬季要注意保温，防冻结。露剂不宜长期储存。

(三) 茶剂

茶剂系饮片或提取物（液）与茶叶或其他辅料混合制成的内服制剂，可分为块状茶剂、袋装茶剂（装入饮用茶袋的又称袋泡茶剂）和煎煮茶剂。茶剂受温度、湿度和空气等影响，易吸潮、霉变、虫蛀、黏结或结串。块状茶剂中含糖的比不含糖的更易吸湿霉变、黏结、虫蛀。袋泡茶剂和煎煮茶剂因包装简易，含挥发成分的其挥发成分易挥发散失，因表面积较大，也极易吸潮霉蛀。因此，茶剂应密闭贮藏，含挥发成分、易吸湿的药物及含糖的茶剂应密封贮藏于阴凉干燥通风处，注意防潮。

十、 糖浆剂

糖浆剂系指含有药物的浓蔗糖水溶液。蔗糖是一种营养物质，当糖浆剂含糖量达到65%以上时，微生物不易生长繁殖，而中药糖浆含糖量一般较低，则微生物容易滋生。

(一) 糖浆剂储存变异与检验

糖浆剂被微生物污染后易生霉、发酵，引起糖浆的变质；储存过程中有时会出现混浊或沉淀；加有着色剂的糖浆，由于色素变化，有时会导致变色，储存温度过高，转化糖量增加，亦会使色泽深暗。

入库、在库检验时，首先要检查封口是否严密，有无渗漏，瓶外是否清洁，有无未擦净的糖浆痕迹；同时要对光检视糖浆是否澄清，有无混浊、沉淀，有无糖结晶析出，同一批号糖浆色泽是否一致，有无变色、褪色，有无杂质异物；同时，还必须检查有无萌霉、发酵、异臭、异味；必要时还须检验装量是否准确。

(二) 糖浆剂保管养护

宜贮于遮光、凉爽处。糖浆剂储存一定时期后，可允许有少量沉淀产生，但振摇应能均匀分布。不宜久贮。若检查发现药液已霉败变质或产生混浊、沉淀，则不可再供药用。此外，在储存过程中还须注意防冻。

十一、 颗粒剂

颗粒剂系指药物与适宜的辅料混合制成具有一定粒度的干燥颗粒状制剂。应干燥、颗粒均匀、色泽一致，无结块潮解现象。受潮易虫蛀、生霉、结块变色。如颗粒有丝状物缠绕，即是生虫征象。颗粒剂大多以聚乙烯、铝塑薄膜或铝箔包装，检验主要检视包装是否完整，有无泄漏；若包装内颗粒松散成粉、色泽变深则受潮；结块成团则易萌霉。故宜贮阴凉干燥处，库温 30℃ 以下，安全相对湿度不超过 70%。要避潮、遮光、防热。如库内温湿度偏高，则宜通风散潮、降温，或按垛密封，采用气调法储存养护。此外，聚乙烯塑料薄膜具一定的透气性、透湿性，故不宜久贮。

十二、 片剂

片剂系指药物或与适宜的辅料制成的圆形或异形的片状固体制剂。

（一）片剂储存变异与检验

素片在储存过程中易发霉、虫蛀、变色、散气、裂片等。含浸膏的片剂极易吸湿粘连。包衣片易出现黏结、变色、裂片、掉衣、透色等变异。片剂储存不当还会出现崩解迟缓、松片等变异。

检验时应根据具体情况，对片剂的质量，如性状、主药含量、重量差异、崩解度、杂菌数作抽样检查。一般检验则可根据药品的性质并结合剂型与包装容器的特点进行。

1. 检查外包装的名称、批号、包装数量等是否与内容物相符，封口是否严密，片剂在容器中是否塞紧以及有无破损等。

2. 素片应检查有无变色、粘连、生霉、松片、裂片、异物斑点，以及有无生虫、异臭等。

3. 包衣片应检查有无光泽改变、变色、龟裂、溶（融）化粘连、掉衣、花斑等质量变异。有的要观察片心有无变色等。

4. 对于贵重的片剂，还应抽查瓶（盒）内的装量。检查时片剂不能在空气中露置过久，也不能用手摸取，以免影响被检药品的色泽和药品污染。

（二）片剂保管养护

片剂除含有主药外，还有诸如淀粉等赋形剂。在湿度较大时，易吸收水分而使片剂产生松散、变色、萌霉等。因此，湿度对片剂的影响较大，其次为日光与温度。

1. 片剂宜贮于密闭干燥处，遮光、防潮热。库温 30℃ 以下，安全相对湿度以 60% ~ 70% 为宜。

2. 包衣片保管养护要求从严，尤其梅雨季节或潮热地区更应防潮、防热，或瓶内置吸湿剂。

3. 口含片其赋形剂还掺有多量糖粉，易吸潮，受热易溶（融）化粘连，甚至于霉变，故宜密封贮干燥处。

4. 采用塑料瓶、塑料袋装或铝塑包装的片剂，因包装材料具透气透湿的特性，故不宜久贮。

5. 具有效期的片剂，应严格按规定储存条件保管，并按效期规定，先进先出、近期先出，以免过期失效。

十三、 胶囊剂

胶囊剂系指药物或与适宜辅料填充于空心胶囊或密封于软质囊材中制成的固体制剂。前者为硬胶囊（通称胶囊），后者为软胶囊。

（一）胶囊剂储存变异与检验

胶囊剂易受温、湿度影响，高温潮湿条件下，胶囊易吸水膨胀、软化、粘连甚至熔化，过于干燥则易脆裂。

检验时可按批号抽样，启封检查，主要体现在：

1. 检视胶囊表面是否光洁，有无斑点、膨胀、发黏、变硬、变形、萌霉及异物黏着，有无漏粉或漏液。

2. 检查胶囊大小、长短是否一致；圆形颗粒是否均匀；着色胶囊色泽是否均匀，有无褪色或变色等质量变异。

3. 检查胶囊有无砂眼。贵重药品的胶囊还须抽检装量是否准确。

（二）胶囊剂保管养护

硬胶囊剂易吸湿而膨胀变形，受热易变软发黏，失去光泽甚至萌霉。为此，保管养护要以防潮、防热为主。

1. 一般胶囊剂均应密封，贮干燥阴凉处，但亦不宜过于干燥，以免胶囊脆裂。

2. 具有效期的药品，尚须注意效期。

3. 宜密封储存。受潮热可吸潮降温。库温30℃以下，安全相对湿度70%以内为宜。

十四、 注射剂

注射剂系指药物或与适宜的辅料制成的供注入体内的无菌制剂。注射剂可分为注射液、注射用无菌粉末与注射用浓溶液等。

（一）注射剂储存变异

注射剂在储存中，主要质量变异体现在：

1. 变色 储存中受氧、日光、温度、微量重金属等影响，易产生氧化或分解反应而导致药液变色。同时，也可使同一批号的产品有时出现药液色泽深浅不一的征象。

2. 萌霉 若制备过程中灭菌不彻底，安瓿熔封不严、有裂隙，或管子瓶铝盖松动，在储存中有时会出现药液絮状沉淀或有悬浮物。

3. 结块、萎缩 主要产生于注射用无菌粉末。因容器干燥未到位、封口不严以及受光、热等因素影响，而使粉末粘瓶、结块、变色或冻干药品融化萎缩。

（二）注射剂的检验

1. 澄明度检查 储存期间尤其在入库验收时尤须检查，澄明度应符合规定。

2. 性状检查

（1）液体注射液应检查有无变色、沉淀、生霉，着色的注射液应检查同一批号内有无色泽深浅不匀，安瓿是否漏气或冷爆，管子瓶铝盖的严密性以及瓶壁有无裂纹。

（2）注射用无菌粉末应检查药粉是否疏松，色泽是否一致，有无变色、严重粘瓶和结块等变异。冻干型注射用无菌粉末应检查是否为疏松的块状物或粉末，有无液化、成型萎缩等，如小圆瓶包装，还须检查瓶塞、铝盖的严密性等。

（三）注射剂保管养护

应根据药品的理化性质，结合溶媒特性、包装容器予以综合养护。

1. 一般注射液宜避光贮存。

2. 具有效期成品，在阴凉干燥条件下储存的同时，还应做到"先产先出"。

3. 中药注射液有的质量不稳定，在储存中易产生氧化、水解、聚合等反应，逐渐出现混浊和沉淀，温差变化也会导致沉淀析出，故应避光、避热、防冻保存，贮期较长的产品应加强澄明度检查。

4. 注射用无菌粉末在保管中要防潮，且不能倒置，防止药品与橡胶塞长时间接触而影响质量。

十五、 气雾剂

气雾剂系指药物或药物和附加剂与适宜的抛射剂共同装封于具有特制阀门系统的耐压容器中，使用时借助抛射剂的压力将内容物呈雾状物喷出，用于肺部吸入或直接喷至腔道黏膜、皮肤的制剂。

储存过程中抛射剂渗漏会导致失效；阀门失灵会引起给药故障；容器质量不佳，或受外力撞击可产生爆炸。储存检验应检视塑料护套与玻璃瓶粘贴是否紧密；观察有无漏气，试喷时有无泄漏，雾型是否正常；检查药液有无变色、异物、黑点等变异；装量是否准确等。储存保管宜置阴凉处；避免受热和光照；搬运时应轻取轻放；对含有性质不稳定药物成分的气雾剂，不宜久贮。

十六、 栓剂

栓剂系指药物与适宜基质制成供腔道给药的固体制剂。

栓剂在储存中因受热、受潮易软化变形、发霉变质，储运中受挤压也易变形或粘连。多用铝箔或无毒聚乙烯/聚氯乙烯及两者复合硬薄膜包装。除另有规定外，应在30℃ 以下密闭贮藏于阴凉干燥处，注意防热、防潮、防挤压。

复习思考

1. 中成药入库检验与在库检查有哪些主要内容？
2. 丸剂储存有哪些质量变异？怎样进行保管养护？
3. 片剂在储存中会产生哪些质量变异？如何实施保管与养护？
4. 胶囊剂储存中会产生哪些质量变异？如何实施在库检验与养护？
5. 注射剂储存中会产生哪些质量变异？其原因是什么？如何对其进行保管养护？

模块十二
特殊中药储存与养护

【学习目标】

1. 掌握毒麻中药、易燃中药、细贵中药的储存保管与养护方法。
2. 了解鲜活中药的保管养护。

特殊中药系指性质特殊，需专门保管的中药品种。具体可分为毒麻中药、易燃中药、细贵中药、鲜活中药等类别。毒麻中药具有使用和保管的危险性；易燃中药具有自燃、易燃的特性；细贵中药具有价值高和名贵稀少的特性；鲜活中药具有保持鲜活的特性等。

项目一　毒麻中药的保管

毒性中药和麻醉中药均属《中华人民共和国药品管理法》规定"实行特殊管理办法"的药品。毒性中药系指毒性剧烈、治疗剂量与中毒剂量相近，使用不当会致人中毒或死亡的中药。麻醉中药是指连续使用后容易产生身体依赖性，能形成瘾癖的中药。

一、　毒麻中药的管理品种

国务院 1988 年颁布的《医疗用毒性药品管理办法》规定的毒性中药品种有 28 种：砒石（红砒、白砒）、砒霜、水银、生马钱子、生川乌、生草乌、生附子、生白附子、生半夏、生天南星、生巴豆、斑蝥、红娘虫、青娘虫、生甘遂、生狼毒、生藤黄、生千金子、闹羊花、生天仙子、雪上一枝蒿、红升丹、白降丹、蟾酥、洋金花、红粉、轻粉、雄黄。按管理权限有的省、市、自治区又有补充规定，如四川增加了三分三，上海增加了吕宋果、六轴子、生硫黄等品种。

国家食品药品监督管理总局、中华人民共和国公安部、中华人民共和国国家卫生和计划生育委员会联合颁布的《麻醉药品品种目录》（2013 年版）中罂粟壳是唯一列入的中药品种。

二、 毒麻中药的储存保管

（一）毒麻中药验收

毒麻中药入库，首先按有效入库通知单，认真核对品种名称、规格、产地或生产单位、批号（成药）、发货单位、发货日期、标准等，再检查件数是否相符，包装是否严密，有无损坏现象，并逐件计量是否符合正常误差，然后，开箱或启包检验。检验合格后才能正式入库，填报入库凭证，分送有关部门或人员记账。

（二）毒麻中药检验

首先依据国家标准，按品种明确检验指标。然后按性状指标、理化指标、显微指标进行检验。性状指标是宏观检查药材形状、质地、色泽、断面特征、气味等，理化指标则包括成分、含量、浸出物、比重、pH 值及杂质等，显微指标主要是用显微镜观察毒麻中药的组织结构、细胞形态及内含物特征等。凡有指标规定的，均应按检验法规进行检查。保管人员应配合检验人员完成此项任务。

（三）毒麻中药管理

按国家规定，毒麻中药的保管，须配备熟悉药性的专职人员负责管理。在调动工作时，应办理交接手续，并由单位负责人监督复核无误后才可调离。必须做到专人专库（柜）双锁保管，建立专用登账簿，记载收入、使用、损耗情况，开拆包装或分装的毒麻中药也应单独存放，每件包装上须有"毒""麻"药品规定的明显标志。毒麻中药保管人员和因工作需要接近毒麻中药的人员，入库操作应戴口罩、手套。

（四）毒麻中药养护

毒麻中药因品种来源不同，理化性质、质变内容之差异，宜结合库存数量大小而采取相应养护措施。

1. 动、植物毒麻中药养护　凡批量少的品种，多采用密封储存，使用箱、桶、缸、塑料袋等；若中药水分含量较高，有霉蛀，可先曝晒或烘干，除霉蛀后再密封储存，或加入吸湿剂密封储存，但均须处理前后称重；书面记录备查。批量较大的品种，可采用密封法、吸潮法、气调法、低温法等养护。

2. 矿物及制成品毒麻中药养护　此类品种储存量较小，主要是防止氧化、温湿度对其引起的质变。一般可采用容器密封法养护。注意防潮、防高温，即能防止质变。毒麻中成药可兼用通风、吸潮、低温等法养护。

项目二　易燃中药的保管

易燃中药的易燃性属于氧化范围，在热和光的条件下，当其达到本身的燃点，即会引起燃烧。

一、　易燃中药的管理品种

常见的易燃中药有硫黄、干漆、松香、樟脑、海金沙等。这些中药添加助燃物及火源，即易引起燃烧。为此，易燃中药必须实行严格的保管制度，要与整个中药仓库分开，选安全区，设专门仓库储存。

二、　易燃中药的储存保管

易燃中药入库除检验药物质量与杂质外，还应注意有无受潮热。如硫黄易燃烧，热至115℃则融化成液体，至270℃燃烧；海金沙孢子呈粉末状，用火点燃，易产生爆鸣及闪光，不留残渣。海金沙翻动时不松散则身潮未干；硫黄、干漆、松香底层有水珠，都说明受潮。干漆、松香还须检查有否受热粘连融化。储存保管中要经常检查库内温湿度变化，注意库内外有无火源，以避免事故发生。

三、　易燃中药的养护

易燃中药一般不易蛀霉，但遇火即燃。因而批量较大的品种应放在危险品仓库储存；数量较小的，也应选择与其他仓库有适当距离的库房单独存放，远离电源、火源，有专人保管。在库房附近应放置适量灭火器、沙箱、沙袋等消防设备，库内堆垛不宜过高，一般以不超过3m为宜。干漆不宜重压，更不能受阳光直射，否则即易引起燃烧。库内温湿度要适宜，温度过高会使海金沙自燃。不同品种的垛与垛之间要保持1m以上距离，实施安全堆垛，或用缸坛等密封储存。

防止火灾的发生，要抓住要害整治。贯彻"预防为主，防消结合"的方针，在库内采用防爆照明器材。有些仓库内无明线、无开关也是杜绝火灾发生的良策。

项目三　细贵中药的保管

一、　细贵中药的管理品种与储存变异

主要品种有人参、西洋参、鹿茸、麝香、牛黄、猴枣、马宝、狗宝、羚羊角、海马、

海龙、冬虫夏草、燕窝、三七、哈蟆油、西红花、珍珠等。多源于动、植物。具有来源不易、价值高、数量少等特性。

细贵中药因其性质成分不同，可在储存期产生各种变异。如人参、西洋参、海马、海龙、三七、哈蟆油、冬虫夏草、麝香、燕窝等受潮易蛀霉；西红花则易失润变色或干枯；羚羊角受热干燥易干裂；麝香易挥散失气；鹿茸未干透易腐烂发臭；人参因加工方法及规格不同，可见多种变异，生晒参易蛀霉、变色、香气散失，红参易蛀、霉、变色，糖参易蛀霉、返糖、变色；猴枣、珍珠如储存不当也易变色。

二、 细贵中药的检验与养护

（一）细贵中药检验

入库应两人以上同步实施检验。先验原包装有无损坏、受潮及其他变异，封条是否完整，并核对现货与发货单上的数量是否相符，再逐件检验及复核包装重量，计算出正确的商品净重，如发现毛重不符，须及时向有关职能部门书面通报，并与发货方联系，取得同意后才可拆箱（件），以便分清职责。检验时，除对每一品种的真伪、品质、规格、等级、数量等进行全面检验，同时还应针对变异部位进行细致的检查。

如原装红参，发现纸盒、木盒或铁盒有裂缝或钉眼孔洞时，应即开盒检验，往往会出现返潮、蛀霉的迹象。林下山参、红参易在主根上部及残茎处虫蛀，有时表面发现蛀孔内部已经蛀空。糖参泛糖时往往表面糖质不干，且变色、发黏。人参萌霉，即现白色毛点，严重则变为黑色斑点。整把的参须，易在扎把处或粗壮部位生霉。生晒参、红参受潮热还易泛油变质，色泽呈红褐或红黑，香气散失。

鹿茸蛀蚀部位大多在茸尖皮层外，蛀成孔洞，严重则蛀蚀到内部疏松处，但锯口处及已骨化部位则不易生虫。

其他，如海马、海龙的蛀虫很细小，常蛀入体内，尤易在其腹部生虫，检验时须经敲击后才能掉出蛀粉、虫粪或蛀虫；潮软也易萌霉，尤以小海马外表带皮更易霉变。冬虫夏草受潮易霉；蛀后多有虫粪粉末，蛀蚀严重者多只剩外壳空皮。牛黄体松质脆、易碎裂及剥落；若体实显韧性，色暗黄，用手剥落碎片时无响声则身潮，且易萌霉变色。毛壳麝香易生虫，蛀蚀毛壳；麝香仁受潮易萌霉、香气散失；麝香仁过于干燥则失润。检验毛壳麝香时，可用手指按囊皮处，如无弹性并手感内部软绵不实则身潮有水分渗入；麝香仁生霉初见时多为白点，严重时则失去香气显霉气味。燕窝受潮易霉，检验手感柔软；或取两只互击，无声则受潮。哈蟆油受潮即色深或无光泽感；若表面黏性大，则须防霉。此外，羚羊角、珍珠、猴枣、马宝、狗宝等在检验中重点观测有无变色失泽。

细贵中药在储存中，应定期加强检查。梅雨季节，对易蛀霉细贵中药，应每5天检查1次，并详细记录备查。

（二）细贵中药的养护

细贵中药应储存于安全可靠的专用库房，专人保管，严防失窃及其他事故发生。人参、猴枣、燕窝、牛黄等质脆易碎品种，在操作时要防止残损。一般应用坚固的箱、柜、缸、坛等密封后，储存于干燥阴凉不易受潮热之处。库内温度30℃以内，安全相对湿度70%以下。

1. 密封法 可采用小件密封，箱（柜）、缸、坛密封或小间仓室密封。储存于阴凉干燥处，则可防蛀、霉、变色，亦可用塑料薄膜制成小罩帐小垛密封，以自然降氧、充氮降氧或气调剂降氧气调养护。如储存鹿茸，可将其装入用纸裱糊严密的木箱或铁木双层箱内密封储存。密封前鹿茸含水量应正常，无变异现象，容器四周放适量纸包的樟脑粉或与花椒、细辛同贮，置阴凉干燥处，即能防蛀、霉及茸皮破裂，并保持茸毛的光泽。哈蟆油储存可在缸、坛容器内喷适量乙醇或高浓度白酒（不宜沾染商品），密封，亦可使用双层塑料袋小包装，然后置容器内密封储存，既防霉，又可保持原有色泽。西红花一般将原包装置容器或瓷罐内，封严，贮阴凉处。麝香仁宜用瓷瓶或玻璃瓶盛装，用石蜡封口，置阴凉处储存，并要经常摇动容器，以免麝香仁挤压结块。

2. 吸潮法 遇梅雨季节为防潮，可用吸潮剂吸湿。常用无水氯化钙、生石灰、硅胶等。生晒参、林下山参、红参、燕窝即可采取此法。吸潮剂用量可视需要而定（一般每平方米置吸潮剂2.5~3kg），要防止吸潮剂过量而使细贵中药碎裂，增大损耗。此外，小密封仓间或密封货垛可使用空气去湿机。

3. 冷藏法 人参、西洋参、燕窝、哈蟆油等可采用此法储存，冷藏温度以5℃为宜，但包装须密封，以防潮气侵入。

4. 气调法 细贵中药储存量少的可用塑料袋密封；量多可罩帐密闭，或进入气调库气调养护。

项目四 鲜活中药的保管

一、 鲜活中药的管理品种与储存变异

常用鲜活中药有鲜石斛、鲜地黄、鲜何首乌、鲜藿香、鲜佩兰、鲜荷叶、鲜芦根、鲜白茅根、鲜枇杷叶、鲜生姜、鲜益母草、鲜南沙参等。储存变异主要是腐烂、枯死，开始是表面或折损处出现白色霉毛或黑斑，继而逐渐腐烂。其变异原因有的系土壤水分过多，中药根部在土内被水浸泡腐烂而致死亡；有的系土壤过于干燥，中药药用部位得不到足够水分而干枯。

二、 鲜活中药的养护

鲜活药材应在低温冷库内存放。防止鲜活中药的腐烂与干枯，养护的主要方法是保持一定的湿度，既免过于干燥而枯死，又防潮湿而腐烂，冬季尚须防冻。如鲜石斛入库，先将腐烂、干枯及有破损的拣出，再将根浸泡于净水中 12 ~ 24 小时取出，置竹篓内滴尽余水，再将其根展开按序排列，假植在砂土箱内，每日洒水 2 次，经 3 ~ 5 天出芽时，可隔30 天洒水 1 次，约 10 天生叶，待茎枝肥壮时，将嫩叶一并掐去，以后每 3 天洒水 1 次。冬季应存放在 10 ~ 15℃以上的地窖内，以保持新鲜。鲜地黄、鲜何首乌入库，须先将黑斑或腐烂拣出，腐烂处用刀切去，晒干切口，俗称"封口"；如新采挖的，应摊晾 3 ~ 5 天，至外皮稍干时，用较湿润的河砂埋藏；冬季储存应不低于 5℃，以防冻伤。鲜芦根、鲜白茅根入库，宜置阴凉通风处，每天洒水 1 ~ 2 次，再置容器内，上盖湿布，以保持新鲜。鲜藿香、鲜佩兰为夏季时令中药，一般 6 ~ 8 月份使用量较大，宜先将鲜药修整、去净枯枝烂叶，然后置阴凉处，晾去水渍，用湿布遮盖。其他品种也可视其性质用假植或埋藏法养护。

此外，冰箱冷藏法、气调法、真空包装、保鲜剂保鲜法等也用于鲜活中药的储存养护。

复习思考

1. 特殊中药分哪几类？各有什么特性？

2. 毒麻中药有哪些品种？怎样进行毒麻中药的保管、养护？

3. 常见易燃中药品种有哪些？在保管中应注意什么？

4. 常见的细贵中药有哪些品种？试述人参、鹿茸的变异现象与保管养护方法。

5. 鲜活中药有哪些品种？储存保鲜的主要方法是什么？

附录一

中药材养护方法与储存条件表

中药材名称	防蛀	防潮	防霉	阴凉	通风	干燥	密封	密闭	中药材名称	防蛀	防潮	防霉	阴凉	通风	干燥	密封	密闭
根类									红芪	△	△				△	△	
土木香				△		△			麦冬		△		△		△		
山麦冬		△		△		△			远志						△	△	
川木香				△					赤芍						△		
川乌	△			△		△			两面针	△	△						
天冬	△		△	△					何首乌	△					△		
天花粉	△					△			苦参						△		
天葵子	△			△	△				板蓝根	△		△			△		
木香		△				△			郁金						△		
太子参	△	△			△				明党参	△		△			△		
牛膝		△		△					京大戟	△					△		
乌药	△			△					草乌	△					△	△	
巴戟天	△		△		△				南沙参	△					△		
甘遂	△					△			禹州漏芦						△		
北沙参	△								独活	△	△				△		
白头翁					△	△			前胡	△		△	△		△		
白芍	△					△			秦艽						△		
白芷	△			△		△			桔梗	△					△		
白蔹	△					△			柴胡	△					△		
玄参	△		△			△			党参	△					△		
地黄	△		△		△	△			粉葛	△					△		
地榆	△			△		△			黄芪	△	△				△		
西洋参	△			△		△		△	常山						△		
百部		△			△	△			银柴胡	△					△		
当归	△	△		△					猫爪草	△					△		
朱砂根						△			商陆	△		△			△		
华山参	△				△				续断	△					△		
防己	△		△			△			葛根	△						△	
防风	△			△		△			紫草	△					△		
红大戟				△		△											

续表

中药材名称	防蛀	防潮	防霉	阴凉	通风	干燥	密封	密闭	中药材名称	防蛀	防潮	防霉	阴凉	通风	干燥	密封	密闭
根茎类									苍术				△		△		
三棱	△				△	△			芦根						△		
干姜	△			△		△			两头尖					△	△		
土贝母					△	△			知母		△			△	△		
土茯苓					△	△			金荞麦	△		△			△		
山药	△				△	△			狗脊		△			△	△		
山奈				△		△			胡黄连						△		
山慈菇						△			骨碎补						△		
千年健				△		△			香附	△			△		△		
川贝母	△				△	△			重楼	△					△		
川芎	△			△		△			姜黄				△		△		
川射干						△			穿山龙								
天南星	△		△		△	△			珠子参	△							
天麻	△				△	△			莪术	△							
升麻					△	△			夏天无					△	△		
片姜黄	△			△		△			射干								
玉竹	△		△		△	△			高良姜				△		△		
石菖蒲			△			△			拳参								
平贝母	△				△	△			粉萆薢					△	△		
北豆根						△			浙贝母	△							
仙茅	△		△			△			黄连					△	△		
白及					△	△			黄精	△		△			△		
白术	△			△		△			菝葜						△		
白附子	△				△	△			绵马贯众				△		△		
白茅根						△			绵萆薢						△		
半夏	△				△	△			湖北贝母	△					△		
百合					△	△			薤白	△					△		
竹节参	△				△	△			藏菖蒲					△	△		
延胡索	△					△			藕节	△	△				△		
伊贝母	△				△	△											

续表

中药材名称	防蛀	防潮	防霉	阴凉	通风	干燥	密封	密闭	中药材名称	防蛀	防潮	防霉	阴凉	通风	干燥	密封	密闭
根及根茎类									竹茹	△		△			△		
人参	△			△		△		△	苏木						△		
三七	△			△		△			皂角刺						△		
大黄	△				△	△			沉香					△	△		△
山豆根						△			忍冬藤						△		
丹参						△			鸡血藤	△		△		△	△		
甘松	△	△		△		△			青风藤						△		
甘草	△				△	△		△	苦木						△		
龙胆						△			降香					△	△		
白前					△	△			钩藤						△		
白薇	△					△			首乌藤						△		
红参	△			△		△		△	络石藤						△		
红景天	△	△		△		△			桂枝				△		△		
羌活	△			△		△			海风藤					△	△		
刺五加		△			△	△			通草						△		
虎杖	△		△			△			桑枝						△		
茜草						△			桑寄生				△		△		
南板蓝根	△			△		△			黄藤			△		△	△		
威灵仙						△			槲寄生				△		△		
徐长卿				△		△			檀香					△	△		
紫菀		△		△		△			**皮类**								
藁本	△	△		△		△			土荆皮						△		
茎木类									五加皮	△		△			△		
丁公藤						△			白鲜皮					△	△		
大血藤					△	△			地枫皮						△		
川木通		△			△	△			地骨皮						△		
小通草						△			肉桂				△				
天仙藤			△			△			合欢皮					△	△		
木通					△	△			杜仲					△	△		
功劳木						△			牡丹皮				△		△		

续表

中药材名称	防蛀	防潮	防霉	阴凉	通风	干燥	密封	密闭
苦楝皮		△			△	△		
厚朴				△	△			
香加皮				△		△		
秦皮					△	△		
桑白皮	△	△			△	△		
黄柏		△			△	△		
椿皮	△				△	△		
叶类								
人参叶		△		△		△		
九里香						△		
大青叶			△		△	△		
山楂叶						△		
艾叶				△		△		
石韦					△	△		
杜仲叶						△		
牡荆叶				△				
枇杷叶						△		
罗布麻叶				△		△		
侧柏叶						△		
草乌叶						△		
枸骨叶						△		
荷叶	△				△	△		
桑叶	△	△				△		
淡竹叶						△		
棕榈叶						△		
紫苏叶				△		△		
番泻叶 *					△	△		
满山红 *		△		△		△		
蓼大青叶					△	△		
花类								
丁香				△		△		
山银花	△	△		△		△		
月季花 *	△			△		△		
西红花 *	△		△	△	△	△		△
合欢花					△	△		
红花	△	△				△		
芫花	△		△			△		
辛夷				△				
鸡冠花					△	△		
玫瑰花				△		△		△
松花粉		△						
金银花	△	△		△		△		
闹羊花		△						
洋金花	△		△					
莲须			△					
凌霄花		△			△			
海金沙						△		
菊花	△			△	△			△
梅花	△		△	△		△		
野菊花	△	△			△			
旋覆花	△	△						
密蒙花	△	△			△	△		
蒲黄	△	△			△	△		
槐花		△				△		
果实类								
八角茴香	△				△	△		
大枣						△		
大腹皮	△					△		
山茱萸						△		

中药材名称	防蛀	防潮	防霉	阴凉	通风	干燥	密封	密闭	中药材名称	防蛀	防潮	防霉	阴凉	通风	干燥	密封	密闭
山楂	△				△	△			连翘						△		
川楝子	△				△	△			吴茱萸					△	△		
广枣				△		△			佛手	△			△		△		
女贞子						△			余甘子					△	△		
小叶莲						△			谷芽	△						△	
小茴香				△		△			沙棘	△			△		△	△	
马兜铃						△			诃子						△		
木瓜	△	△		△		△			补骨脂								
五味子			△		△	△			陈皮	△			△	△	△		
牛蒡子					△	△			青皮								
毛诃子	△					△			青果	△					△		
化橘红	△			△		△			罗汉果						△		
乌梅		△		△		△			使君子	△					△	△	
火麻仁*	△			△		△			金果榄	△					△		
巴豆				△		△			金樱子	△					△		
水飞蓟	△			△		△			荜茇	△				△	△		
水红花子						△			荜澄茄					△	△		
石榴皮				△		△			草果						△		
白果					△	△			茺蔚子					△	△		
瓜蒌	△		△	△		△			胡椒				△		△		△
瓜蒌皮	△		△	△		△			南五味子			△		△	△		
冬瓜皮						△			南鹤虱					△	△		
母丁香				△		△			枳壳	△				△	△		
丝瓜络						△			栀子						△	△	
地肤子	△				△	△			枸杞子*	△	△			△	△		
红豆蔻				△		△			柿蒂	△					△	△	
麦芽	△				△	△			砂仁					△	△		
花椒					△				鸦胆子						△		
苍耳子						△			香橼	△			△	△	△		
豆蔻	△			△		△		△	莲房			△			△		

续表

中药材名称	防蛀	防潮	防霉	阴凉	通风	干燥	密封	密闭
夏枯草		△				△		
益智				△		△		
预知子					△	△		
桑椹	△				△	△		
蛇床子						△		
猪牙皂	△					△		
楮实子	△					△		
紫苏子	△				△	△		
蒺藜			△			△		
槐角	△				△	△		
路路通						△		
锦灯笼	△				△	△		
矮地茶				△		△		
蔓荆子				△		△		
槟榔	△				△	△		
罂粟壳	△					△		
蕤仁						△		
稻芽	△				△	△		
鹤虱				△		△		
橘红	△			△		△		
覆盆子						△		
种子类								
刀豆	△				△	△		
千金子	△			△		△		
马钱子						△		
王不留行						△		
天仙子					△	△		
木蝴蝶					△	△		
木鳖子						△		
车前子		△			△	△		
龙眼肉	△	△			△	△		
白扁豆	△					△		
瓜蒌子	△			△	△	△		
亚麻子	△				△	△		
肉豆蔻	△				△	△		
决明子						△		
赤小豆	△					△		
芥子			△		△	△		
芡实	△				△	△		
沙苑子	△			△	△	△		
青葙子						△		
苦杏仁					△	△		
苘麻子					△	△		
郁李仁	△				△	△		
草豆蔻					△	△		
胡芦巴						△		
荔枝核	△					△		
柏子仁 *	△				△	△		
牵牛子						△		
韭菜子						△		
胖大海	△			△		△		
急性子								
莱菔子	△				△	△		
莲子	△					△		
莲子心	△	△			△			
桃仁	△				△	△		
核桃仁	△				△	△		
婆罗子				△		△		
菟丝子						△	△	
淡豆豉	△				△	△		

续表

中药材名称	防蛀	防潮	防霉	阴凉	通风	干燥	密封	密闭	中药材名称	防蛀	防潮	防霉	阴凉	通风	干燥	密封	密闭
葶苈子						△			灯盏细辛						△		
黑芝麻	△				△	△			连钱草			△			△		
黑种草子				△		△			伸筋草						△		
蓖麻子				△		△			谷精草					△	△		
榧子	△			△		△			鸡谷草								
酸枣仁	△			△		△			青叶胆				△		△		
薏苡仁	△				△	△			青蒿				△		△		
橘核	△		△			△			苦地丁						△		
全草类									垂盆草						△		
三白草				△		△			委陵菜				△		△		
大蓟					△	△			佩兰				△		△		
广金钱草						△			金沸草						△		
广藿香		△		△		△			金钱草						△		
小蓟				△		△			肿节风				△		△		
马齿苋		△			△	△			鱼腥草						△		
马鞭草						△			卷柏						△		
天山雪莲				△		△			泽兰					△	△		
木贼						△			细辛				△		△		
车前草					△	△			荆芥				△		△		
瓦松					△				荆芥穗						△		
石斛		△			△	△			茵陈		△		△		△		
仙鹤草					△	△			香薷				△		△		
半边莲						△			独一味					△	△		
半枝莲						△			穿心莲						△		
老鹳草				△		△			鸭跖草			△		△	△		
地锦草					△	△			积雪草						△		
亚乎奴（锡生藤）						△			益母草						△		
西河柳						△			浮萍		△			△	△		
肉苁蓉	△				△	△			菊苣				△		△		
									麻黄		△			△	△		

续表

中药材名称	防蛀	防潮	防霉	阴凉	通风	干燥	密封	密闭	中药材名称	防蛀	防潮	防霉	阴凉	通风	干燥	密封	密闭
鹿衔草		△				△			血竭				△		△		
断血流		△				△			安息香				△		△		
淫羊藿				△		△			苏合香				△		△		△
萹蓄						△			阿魏				△		△		△
紫花地丁						△			枫香脂				△				△
紫苏梗				△		△			**其他类**								
锁阳				△		△			天竺黄						△		△
鹅不食草				△		△			天然冰片						△	△	
蒲公英				△		△			五倍子 *					△	△		
豨莶草	△	△							虫白蜡	△							△
墨旱莲				△		△			冰片								
薄荷				△		△			（合成龙脑）				△			△	
颠茄草						△			芦荟				△		△		
瞿麦				△		△			青黛						△		
藻菌地衣类									西瓜霜						△	△	
昆布						△			胆南星	△				△	△		
海藻						△			**动物药类**								
马勃						△			九香虫	△	△						
云芝				△		△			土鳖虫	△				△	△		
冬虫夏草	△			△		△			瓦楞子						△		
灵芝	△		△	△					牛黄		△		△		△		△
茯苓		△				△			乌梢蛇	△		△			△		
猪苓				△		△			水牛角					△	△		
雷丸			△			△			水蛭	△					△		
树脂类									石决明						△		
儿茶						△			地龙	△		△		△	△		
干漆 *								△	全蝎	△					△		
									血余炭						△		

续表

中药材名称	防蛀	防潮	防霉	阴凉	通风	干燥	密封	密闭	中药材名称	防蛀	防潮	防霉	阴凉	通风	干燥	密封	密闭
牡蛎						△			蜂蜜				△		△		
龟甲	△					△			蝉蜕*						△		
龟甲胶								△	蕲蛇	△		△			△		
阿胶								△	僵蚕	△					△		
鸡内金	△					△			鹤虱					△	△		
金钱白花蛇	△		△			△			蟾酥		△				△		
珍珠								△	鳖甲	△					△		
珍珠母*						△			麝香*	△	△		△				△
哈蟆油	△	△		△		△			人工牛黄*		△					△	
穿山甲						△			胆红素*		△						△
海马	△			△		△			猪去氧胆酸								△
海龙	△			△		△			牛胆粉*		△		△		△	△	
海螵蛸				△					去氧胆酸							△	
桑螵蛸	△				△	△			胆酸							△	
蛇蜕	△					△			复合胆红素钙								
猪胆粉*				△		△	△		胆固醇*								△
鹿角胶								△	体外培植				△				△
鹿角霜				△					牛黄*								
鹿茸	△			△		△		△	**矿物药类**								
羚羊角				△		△			石膏						△		
斑蝥	△				△	△			白矾						△		
紫河车	△					△			玄明粉		△					△	
蛤壳						△			芒硝*								△
蛤蚧*	△			△		△	△		朱砂						△		
蜈蚣	△		△			△			自然铜						△		
蜂房*	△				△	△			红粉*						△		△
蜂胶				△		△			赤石脂		△				△		
蜂蜡*				△					花蕊石						△		

中药材名称	防蛀	防潮	防霉	阴凉	通风	干燥	密封	密闭	中药材名称	防蛀	防潮	防霉	阴凉	通风	干燥	密封	密闭
青礞石						△			硫黄 *						△		
金礞石						△			雄黄						△		△
炉甘石						△			紫石英						△		
轻粉 *						△		△	滑石						△		
钟乳石						△			滑石粉								△
禹余粮						△			磁石						△		

注 *

1. 需防热的有柏子仁、火麻仁、满山红、蜂蜡。

2. 需防闷热的有枸杞子。

3. 需防火的有硫黄、干漆。

4. 需遮光的有麝香、体外培植牛黄、轻粉、红粉。

5. 需防压的有月季花、五倍子、蝉蜕、蜂房、体外培植牛黄。

6. 需防风化的有芒硝（<30℃）。

7. 需防尘的有珍珠母。

8. 拌花椒的有蛤蚧。

9. 需避光的有番泻叶、西红花、猪胆粉、麝香、人工牛黄、胆红素、牛胆粉、胆固醇。

附录二
中药饮片养护方法与储存条件表

饮片名称	防潮	防蛀	防霉	阴凉	通风	干燥	密闭
根及根茎类							
生晒参、红参、糖参、林下山参		○	○	○		○	○
三七粉		○	○	○		○	
三棱片		○			○	○	
醋三棱				○		○	○
干姜片或块、炮姜、姜炭*				○	○	○	
土贝母		○	○		○	○	
土茯苓片					○	○	
大黄片、大黄炭*		○		○		○	
酒大黄、酒熟大黄、醋大黄				○		○	○
大戟片*、醋大戟		○	○		○	○	
山药片、麸炒山药、土炒山药		○	○		○	○	
山奈片				○		○	
山豆根片					○	○	
山慈菇		○				○	
千年健片		○			○		
生川乌*、制川乌		○			○		
川芎片		○		○		○	
酒川芎				○		○	○
川木香片				○		○	

饮片名称	防潮	防蛀	防霉	阴凉	通风	干燥	密闭
川贝母		○			○	○	
川牛膝片、盐川牛膝	○				○	○	
酒川牛膝					○	○	○
太子参		○	○		○	○	
天冬片	○	○	○	○		○	
天麻片	○	○			○	○	
天花粉片					○	○	
天南星、制南星		○			○	○	
胆南星					○		○
天葵子		○	○		○		
木香片、煨木香	○				○		
牛膝片、盐牛膝	○				○		
酒牛膝					○	○	
升麻片、升麻炭*						○	
蜜升麻					○		○
乌药片			○		○	○	
丹参片					○	○	
酒丹参					○		○
巴戟天段、盐巴戟天、制巴戟天		○	○			○	
玉竹片		○			○	○	
甘松					○	○	
甘草片		○	○		○	○	
蜜甘草					○		○

续表

饮片名称	防潮	防蛀	防霉	阴凉	通风	干燥	密闭	饮片名称	防潮	防蛀	防霉	阴凉	通风	干燥	密闭
甘遂		○			○	○		法半夏、半夏曲、麸炒半夏曲		○			○	○	
醋甘遂				○		○	○	北豆根片		○			○	○	
石菖蒲片	○		○		○	○		北沙参段		○			○	○	
龙胆片或段、酒龙胆					○	○		地榆片、地榆炭*		○			○	○	
生姜片*				○				生地黄、熟地黄、地黄炭*		○	○	○		○	
姜皮					○	○		百合、蜜百合					○	○	
仙茅、酒仙茅	○	○			○	○		百部片	○				○	○	
白及片					○	○		蜜百部				○		○	○
白术片、焦白术、麸炒白术、土炒白术		○		○		○		当归片、当归头、当归身、当归尾、酒当归、土炒当归、当归炭*	○	○				○	
白芍片、炒白芍、土炒白芍					○	○									
酒白芍、醋白芍		○		○		○	○	光慈菇*		○	○		○	○	
白芷片		○	○		○	○		两头尖					○	○	
白前段					○	○		防己片		○			○	○	
蜜白前				○		○	○	防风片		○		○		○	
白蔹片		○			○	○		红大戟片*		○	○		○	○	
白薇段或片					○	○		醋红大戟				○		○	○
白头翁片					○	○		生关白附*、制关白附		○			○	○	
白茄根片					○	○		麦冬、朱麦冬	○			○		○	
白茅根段、茅根炭*					○	○		远志段、制远志、朱远志					○	○	
生白附子*、制白附子		○			○	○		蜜远志				○		○	○
白药子		○			○	○		苍术片、麸炒苍术、制苍术					○	○	
玄参片	○		○		○	○									
生半夏*、清半夏、姜半夏、															

续表

饮片名称	防潮	防蛀	防霉	阴凉	通风	干燥	密闭	饮片名称	防潮	防蛀	防霉	阴凉	通风	干燥	密闭
芦根段					○	○		蜜南沙参				○		○	○
赤芍片、炒赤芍					○	○		茜草片或段、茜草炭						○	○
延胡索片		○			○	○		生草乌*、制草乌		○				○	
醋延胡索、酒延胡索			○			○	○	威灵仙片或段						○	
何首乌片或块、制首乌		○			○			酒威灵仙				○		○	○
羌活片*		○		○		○		骨碎补片、制骨碎补						○	
附片、炮附片、淡附片	○				○	○		香附小块或片、香附炭		○			○		
苎麻根片		○			○			醋香附、四制香附、酒香附					○	○	○
苦参片、苦参炭*						○		独活片		○	○	○	○		
郁金片、醋郁金		○			○	○		前胡片		○	○		○	○	
虎杖片		○	○		○	○		蜜前胡				○	○	○	○
明党参片	○	○						姜黄片							
知母片、盐知母	○				○	○		重楼片*		○			○	○	
金果榄片		○				○		秦艽片			○		○	○	
狗脊片、制狗脊、蒸狗脊	○				○			桔梗片		○				○	
酒狗脊				○		○	○	蜜桔梗					○		○
泽泻片、盐泽泻、麸炒泽泻		○				○		柴胡片						○	
贯众片或小块、贯众炭*						○		醋柴胡、鳖血柴胡、酒柴胡					○		○
板蓝根片		○	○		○	○		党参片、米党参		○				○	
胡黄连片					○	○		蜜党参					○		○
南沙参片		○			○	○		射干片							
								徐长卿段					○		
								狼毒片*		○				○	

饮片名称	防潮	防蛀	防霉	阴凉	通风	干燥	密闭	饮片名称	防潮	防蛀	防霉	阴凉	通风	干燥	密闭
醋狼毒				○		○	○	墓头回片*					○	○	○
莪术片、醋莪术		○			○	○		漏芦片					○	○	
浙贝母片或碎块		○			○	○		薤白			○				
高良姜片		○		○		○		藁本片	○	○		○		○	
粉草薢片					○	○		藕节、藕节炭*	○	○				○	
拳参片			○		○	○		糯稻根					○	○	
黄芩片、黄芩炭	○				○	○		藜芦段*				○		○	
酒黄芩				○		○	○	**茎木类**							
黄芪片	○				○	○		丁公藤片			○		○	○	
蜜黄芪				○		○	○	大血藤片					○	○	
黄连片				○		○		木通片	○					○	
酒黄连、姜黄连、萸黄连				○		○	○	天仙藤段				○		○	
								西河柳段					○	○	
黄精片、蒸黄精	○	○				○		竹茹小团或段			○	○		○	
酒黄精				○		○	○	苏木段、片或小碎块						○	
黄药子片		○	○			○									
常山片					○	○		皂角刺片					○	○	
酒常山				○		○	○	沉香片、小块或粉				○		○	○
银柴胡片		○			○	○									
商陆片	○	○			○	○		忍冬藤段或片					○	○	
醋商陆				○		○	○	鸡血藤片			○	○		○	
续断片	○	○			○	○		青风藤片					○	○	
酒续断、盐续断				○		○	○	油松节段或小碎块					○	○	
葛根片、煨葛根	○				○	○		夜交藤段					○	○	
紫草片		○				○		降香小碎块、片或细粉					○	○	
紫菀片或段				○		○									
蜜紫草				○		○	○	钩藤段					○	○	
萱草根段					○	○									

饮片名称	防潮	防蛀	防霉	阴凉	通风	干燥	密闭	饮片名称	防潮	防蛀	防霉	阴凉	通风	干燥	密闭
络石藤段					○	○		海桐皮丝						○	○	
鬼箭羽段或片					○	○		桑白皮丝		○				○	○	
桂皮片				○		○		蜜桑白皮					○		○	○
海风藤片					○	○		樗白皮丝或片、炒樗白皮、麸炒樗白皮		○				○	○	
通草片或段					○											
桑枝片					○	○		醋樗白皮						○	○	○
桑寄生片					○	○		黄柏丝、黄柏炭 *					○	○	
槲寄生片		○			○	○										
檀香片、小段、小碎块				○		○		盐黄柏、酒黄柏					○	○	○
皮类								紫金皮丝或片					○	○	
木槿皮丝					○	○		紫荆皮丝或片					○	○	
土荆皮丝					○	○		**叶类**							
五加皮段	○	○			○	○		大青叶段					○		
乌桕皮片					○	○		枸骨叶丝					○		
白鲜皮片					○	○		艾叶、醋艾叶、醋艾炭、艾叶炭		○		○		○	
地枫皮碎块					○	○									
地骨皮					○			石韦丝	○				○	○	
肉桂小碎块				○		○	○	石楠叶丝					○	○	
合欢皮丝					○	○		枇杷叶丝					○	○	
生杜仲块或丝					○	○		蜜枇杷叶					○	○	○
盐杜仲					○	○	○	侧柏叶、侧柏叶炭 *					○	○	
牡丹皮片、牡丹皮炭 *				○		○									
厚朴丝、姜厚朴					○	○		参叶段	○				○	○	
香加皮片 *				○		○		苦竹叶段						○	
秦皮丝					○	○		荷叶丝、荷叶炭 *					○	○	

续表

饮片名称	防潮	防蛀	防霉	阴凉	通风	干燥	密闭	饮片名称	防潮	防蛀	防霉	阴凉	通风	干燥	密闭
桑叶碎片			○		○	○		夏枯草或夏枯草段	○					○	
蜜桑叶				○		○	○	凌霄花	○				○	○	
棕榈段、棕榈炭*				○	○			菊花、菊花炭*		○	○	○		○	
番泻叶*				○	○			野菊花	○	○		○		○	
淫羊藿丝				○	○			旋覆花	○				○	○	
制淫羊藿				○		○	○	蜜旋覆花				○		○	○
橘叶丝	○			○		○		密蒙花	○				○	○	
花类								款冬花	○	○					
丁香				○		○		蜜款冬花				○		○	○
木槿花		○			○	○		葛花	○					○	
月季花		○		○		○		槐花、炒槐花、槐花炭*		○				○	
白梅花	○	○		○		○									
合欢花					○	○		蔷薇花		○	○	○		○	
红花	○	○		○		○		蒲黄、蒲黄炭*	○			○		○	
芫花		○	○		○	○		**果实及种子类**							
醋芫花				○		○	○	八角茴香					○	○	
辛夷				○		○		刀豆		○			○	○	
鸡冠花段、鸡冠花炭*				○		○		大枣		○			○	○	
玫瑰花	○			○		○	○	大风子仁*、大风子霜		○				○	
松花粉	○				○	○		大腹皮段						○	
金银花		○	○	○		○		大豆黄卷、制大豆黄卷		○			○	○	
闹羊花*					○	○		大皂角		○			○	○	
代代花		○	○	○	○	○	○	山楂、炒山楂、焦山楂、山楂炭*		○			○	○	
厚朴花		○	○	○		○									
洋金花		○	○	○		○		山茱萸	○	○			○	○	
扁豆花		○	○		○	○		酒山茱萸、蒸山茱萸					○	○	○
莲须			○		○	○									
荷花		○			○	○									

饮片名称	防潮	防蛀	防霉	阴凉	通风	干燥	密闭	饮片名称	防潮	防蛀	防霉	阴凉	通风	干燥	密闭
千金子*		○		○		○		火麻仁*、炒火麻仁		○		○		○	
千金子霜			○			○	○								
川楝子、炒川楝子、盐川楝子、醋川楝子		○			○	○		生巴豆*、巴豆霜				○		○	
								水红花子					○	○	
女贞子					○	○		化橘红丝或块		○		○		○	
酒女贞子				○		○	○	龙眼肉	○	○		○		○	
小茴香		○				○		白豆蔻、豆蔻仁、豆蔻皮		○		○			○
盐小茴香							○								
生马钱子*、制马钱子					○	○		白果、白果仁、熟白果		○				○	
马蔺子		○			○	○		白扁豆、炒扁豆		○			○	○	
王不留行、炒王不留行		○			○			瓜蒌丝		○	○			○	
								蜜瓜蒌				○			○
木瓜片	○	○		○				瓜蒌子、炒瓜蒌子		○	○		○	○	
木蝴蝶*					○	○									
木鳖子						○		蜜瓜蒌子、瓜蒌子霜				○		○	
木鳖子霜				○		○	○								
五味子			○			○		瓜蒌皮丝、炒瓜蒌皮		○	○			○	
醋五味子、酒五味子、蜜五味子			○			○		蜜瓜蒌皮				○			○
车前子、炒车前子	○			○		○		冬瓜子、炒冬瓜子		○			○		
盐车前子				○		○	○								
牛蒡子、炒牛蒡子					○	○		冬瓜皮丝或块					○	○	
乌梅、乌梅肉、乌梅炭	○			○		○		冬葵子					○	○	
醋乌梅				○		○	○	丝瓜络小块、炒丝瓜络、丝瓜络炭*	○				○	○	
凤眼草				○		○									

饮片名称	防潮	防蛀	防霉	阴凉	通风	干燥	密闭	饮片名称	防潮	防蛀	防霉	阴凉	通风	干燥	密闭
石莲子、石莲肉		○			○	○		诃子、诃子肉、炒诃子肉		○				○	○	
石榴皮块或碎块、石榴皮炭 *	○				○	○		补骨脂			○			○	○	
母丁香 *				○		○		盐补骨脂								○
地肤子		○			○	○		陈皮丝、陈皮炭 *	○	○			○		○	
亚麻子 *		○				○		芫荽子		○			○	○	
肉豆蔻、煨肉豆蔻		○			○	○		青皮丝或片、醋青皮、麸炒青皮					○		○	
决明子、炒决明子						○		青果		○				○	○	
红豆蔻				○		○		青葙子、炒青葙子					○		○	
麦芽 *、炒麦芽、焦麦芽		○			○			苦杏仁、燀苦杏仁 *、炒苦杏仁		○			○			
谷芽 *、炒谷芽、焦谷芽		○			○	○		郁李仁、炒郁李仁		○				○	○	
芸苔子		○			○	○		使君子、使君子仁、炒使君子仁		○	○			○	○	
花椒、炒花椒					○	○		金樱子肉		○				○		
苍耳子 *、炒苍耳子		○			○	○		蜜金樱子								○
芡实 *、炒芡实、麸炒芡实		○			○	○		枳壳片、麸炒枳壳		○			○		○	
赤小豆		○				○		枳实片、麸炒枳实		○			○		○	
连翘					○	○		枳椇子						○	○	
吴茱萸				○		○		柏子仁 *、炒柏子仁、柏子仁霜		○			○			
制吴茱萸、盐吴茱萸							○								
佛手片	○	○		○		○									
沙苑子					○	○									
盐沙苑子							○								

续表

饮片名称	防潮	防蛀	防霉	阴凉	通风	干燥	密闭	饮片名称	防潮	防蛀	防霉	阴凉	通风	干燥	密闭
枸杞子*		○		○		○		核桃仁		○		○		○	
柿蒂		○			○	○		莱菔子、炒莱菔子		○			○	○	
胡芦巴、炒胡芦巴					○	○		莲肉、炒莲肉		○	○		○	○	
盐胡芦巴	○			○		○	○	莲子心		○	○			○	
荜茇		○		○		○		莲房、莲房炭*	○				○		
荜澄茄				○		○		莨菪子（天仙子）*					○	○	
草果				○		○		浮小麦、炒浮小麦					○	○	
姜草果仁							○	益智仁				○		○	
草豆蔻				○		○		盐益智仁							○
芜蔚子、炒芜蔚子					○	○		婆罗子片或碎块		○				○	
荔枝核		○						桑椹		○				○	
盐荔枝核				○		○	○	菟丝子*、炒菟丝子					○	○	
砂仁、盐砂仁		○				○		酒菟丝饼、盐菟丝子					○		○
牵牛子、炒牵牛子					○	○		蛇床子		○			○	○	
鸦胆子				○				甜瓜子		○				○	
韭菜子						○		猪牙皂、炒猪牙皂		○				○	
盐韭菜子				○		○	○	淡豆豉		○		○	○		
覆盆子					○	○		楮实子		○				○	
盐覆盆子							○	葫芦壳						○	
香橼片		○	○	○		○		葱子		○				○	
胖大海	○	○			○			葶苈子、炒葶苈子		○				○	
急性子					○	○		紫苏子、炒苏子		○			○	○	
栀子、炒栀子、焦栀子、栀子炭、姜栀子					○	○									
桃仁、燀桃仁、炒桃仁		○		○		○									

饮片名称	防潮	防蛀	防霉	阴凉	通风	干燥	密闭
蜜苏子、苏子霜	○			○		○	○
黑芝麻、炒黑芝麻		○			○	○	
槐角、槐角炭*		○			○	○	
蜜槐角			○			○	○
蓖麻子		○			○	○	
蒺藜、炒蒺藜					○	○	
盐蒺藜				○		○	○
路路通						○	
榧子仁、炒榧子仁		○				○	
槟榔、焦槟榔		○			○	○	
酸枣仁、炒酸枣仁		○		○		○	
蔓荆子、炒蔓荆子						○	
罂粟壳*		○				○	
蜜罂粟壳*				○		○	○
樱桃核		○			○	○	
菾仁		○				○	
鹤虱				○		○	
薏苡仁、炒薏苡仁、麸炒薏苡仁、土炒薏苡仁		○			○	○	
藏青果				○		○	
橘络	○			○		○	
稻豆衣		○			○	○	
全草类							
大蓟段或片、大蓟炭*					○	○	

饮片名称	防潮	防蛀	防霉	阴凉	通风	干燥	密闭
小蓟段					○	○	
广金钱草段						○	
广藿香段、藿梗、藿香叶				○		○	
马齿苋段	○					○	
马鞭草段				○		○	
木贼段					○	○	
瓦松段					○	○	
车前草段			○		○	○	
凤尾草段					○	○	
石斛段	○				○	○	
鲜石斛				○			
仙鹤草段					○	○	
半边莲段					○	○	
老鹳草段					○		
灯心草段、朱砂拌灯心、青黛拌灯心、灯心炭					○	○	
寻骨风段					○	○	
刘寄奴段					○	○	
连钱草段				○	○	○	
谷精草段							
伸筋草段							
青蒿段				○		○	
败酱草段					○	○	
佩兰段				○		○	
金牛草段						○	
金沸草段					○		
金钱草段					○	○	
鱼腥草段					○	○	

饮片名称	防潮	防蛀	防霉	阴凉	通风	干燥	密闭	饮片名称	防潮	防蛀	防霉	阴凉	通风	干燥	密闭
泽兰段			○			○		辣蓼段					○	○	
卷柏段、卷柏炭*					○	○		旱莲草段					○	○	
细辛段	○			○		○		薄荷段				○		○	
荆芥段*、炒荆芥、荆芥炭、荆芥穗、荆芥穗炭*				○		○		瞿麦段						○	
								翻白草段					○	○	
茵陈碎团	○				○	○		**藻菌地衣类**							
香薷段				○		○		马勃块*					○	○	
浮萍	○				○	○		昆布丝					○	○	
透骨草段					○	○		松萝段						○	
益母草段、酒益母草					○	○		茯苓片或块、朱茯苓、茯苓皮	○						
麻黄段、麻黄绒					○	○		海藻段					○	○	
蜜麻黄、蜜麻黄绒				○		○	○	猪苓片					○	○	
鹿衔草段						○		雷丸颗粒或细粉				○		○	
淡竹叶段						○		**树脂类**							
萹蓄段					○	○		干漆炭					○	○	
紫苏段		○		○		○		血竭碎块或细粉					○	○	
紫苏梗片				○		○		安息香碎块					○	○	
紫花地丁碎段					○	○		芦荟碎块	○				○	○	○
鹅不食草段				○		○		苏合香浓稠液体					○		
锁阳片		○			○	○		没药碎块或颗粒、炒没药					○	○	
蒲公英段	○	○			○	○		醋没药						○	
佛耳草段		○	○		○	○		阿魏小块或脂膏*					○	○	○
豨莶草段					○	○		松香块*、制松香					○	○	
酒豨莶草				○		○	○								

续表

饮片名称	防潮	防蛀	防霉	阴凉	通风	干燥	密闭	饮片名称	防潮	防蛀	防霉	阴凉	通风	干燥	密闭
枫香脂颗粒				○		○	○	瓦楞子*、煅瓦楞子						○	
乳香、炒乳香				○		○									
醋乳香				○		○	○	牛黄	○			○		○	○
藤黄碎块或细粉*、制藤黄	○			○		○		乌梢蛇、乌蛇肉、酒乌蛇		○			○	○	
其他类								凤凰衣		○	○	○	○	○	
天竺黄	○			○		○	○	制水蛭		○			○	○	
五倍子*					○	○		水牛角		○		○	○	○	
六神曲、炒神曲、焦神曲、麸炒神曲		○			○	○		石决明、煅石决明、盐石决明						○	
								地龙、酒地龙		○		○	○	○	
西瓜霜	○				○	○	○	全蝎		○		○	○	○	
没食子	○				○	○		血余炭						○	
阿胶、阿胶珠	○			○		○		牡蛎、煅牡蛎						○	
建神曲、炒建神曲、焦建神曲	○	○			○	○	○	龟甲、醋龟甲						○	
海金沙*					○			青娘子*、米炒青娘子		○			○	○	
动物类								鸡内金、制内金、炒内金、醋内金		○			○	○	
人指甲、制指甲						○		刺猬皮*、制刺猬皮		○			○	○	
九香虫、炒九香虫	○	○			○	○	○	鱼脑石、煅鱼脑石						○	
干蟾、制干蟾		○		○		○									
土鳖虫、炒土鳖虫		○			○	○		鱼鳔胶、制鱼鳔胶	○	○				○	
山羊血		○		○		○		夜明砂					○	○	
五灵脂、醋五灵脂						○		玳瑁、制玳瑁				○		○	

饮片名称	防潮	防蛀	防霉	阴凉	通风	干燥	密闭	饮片名称	防潮	防蛀	防霉	阴凉	通风	干燥	密闭
豹骨、醋豹骨、油制豹骨		○			○	○		紫贝齿*、煅紫贝齿						○	
珍珠、珍珠粉					○	○	○	紫草茸					○	○	
珊瑚				○		○		紫河车*		○			○		
哈士蟆油（哈蟆油）	○			○		○		紫梢花						○	○
虻虫、炒虻虫、米炒虻虫	○				○	○		蛤壳*、煅蛤壳						○	
穿山甲、炮山甲（炮甲珠）					○	○		蛤蚧、酒蛤蚧		○			○	○	
醋山甲					○	○	○	蜈蚣*		○	○			○	
蚕砂（晚蚕砂）*					○	○		蜂房（露蜂房）*		○				○	○
蚕茧炭*						○		蝉蜕*						○	○
海马、制海马	○			○		○		熊胆					○	○	
海龙	○			○		○		蕲蛇、蕲蛇肉、酒蕲蛇		○	○			○	○
海狗肾、制海狗肾				○		○		蝼蛄、焙蝼蛄		○			○	○	
海螵蛸、炒海螵蛸						○		螃蟹壳（方海）					○	○	
桑螵蛸、盐桑螵蛸	○				○	○		僵蚕、麸炒僵蚕		○				○	
蛇蜕、酒蛇蜕	○				○	○		蟋蟀		○				○	
象皮*、制象皮	○				○	○		蟾酥粉、酒蟾酥、乳蟾酥	○					○	○
象牙粉				○		○		鳖甲、醋鳖甲		○				○	
鹿角、鹿角粉					○	○		麝香*	○	○			○	○	○
鹿角霜					○	○		**矿物类**							
鹿茸	○			○		○	○	大青盐*	○					○	
羚羊角	○			○		○		云母石*、煅云母石						○	
生斑蝥*、米炒斑蝥	○				○	○		无名异						○	

续表

饮片名称	防潮	防蛀	防霉	阴凉	通风	干燥	密闭	饮片名称	防潮	防蛀	防霉	阴凉	通风	干燥	密闭
水银＊、制水银						○	○	针砂、醋针砂						○	
石膏＊、煅石膏						○		金精石、煅金精石						○	
石燕、煅石燕 醋石燕						○		炉甘石＊、煅炉甘石、制炉甘石						○	
石蟹、醋石蟹						○		信石（砒石）＊						○	
龙齿、煅龙齿	○					○		钟乳石＊、煅钟乳石						○	
龙骨、煅龙骨	○					○		禹余粮、煅禹余粮、醋禹余粮						○	
白矾、枯矾（明矾）						○		胆矾＊						○	○
白石英＊、醋白石英						○		海浮石、煅海浮石＊						○	
白石脂、醋白石脂						○		浮石						○	
玄精石						○		硇砂、醋硇砂	○				○	○	○
代赭石（赭石）＊、醋赭石						○		密陀僧＊	○					○	
芒硝＊、玄明粉	○			○		○	○	蛇含石、煅蛇含石							
朱砂＊						○		皂矾（绿矾）＊、煅皂矾	○				○	○	
自然铜、醋自然铜						○		琥珀					○		
阳起石＊、煅阳起石、酒阳起石						○		硫黄＊、制硫黄						○	
阴起石、酒阴起石						○		硝石＊	○				○	○	
花蕊石＊、煅花蕊石						○		雄黄＊					○		○
赤石脂、煅赤石脂 醋赤石脂	○			○		○	○	紫石英＊、醋紫石英						○	
								鹅管石、煅鹅管石						○	

饮片名称	防潮	防蛀	防霉	阴凉	通风	干燥	密闭	饮片名称	防潮	防蛀	防霉	阴凉	通风	干燥	密闭
滑石＊、滑石粉						○		礞石＊、青礞石、煅青礞石、金礞石、煅金礞石						○	
寒水石＊、煅寒水石						○									
硼砂＊、煅硼砂						○									
磁石＊、醋磁石						○									

注＊

1. 炒炭炮制品在炒炭时应排放浓烟，炒炭后应及时散热，防止复燃。

2. 毒性中药饮片和麻醉中药饮片（仅有罂粟壳、蜜罂粟壳），两者在加工炮制、贮藏、养护与使用时应严格按照有关规定执行。

3. 需防热的饮片有火麻仁、母丁香、柏子仁、枸杞子、松香块。

4. 需防鼠的饮片有亚麻子、麦芽、谷芽、苍耳子、芡实、苦杏仁。

5. 需防压的饮片有五倍子、瓦楞子、蚕砂、蜂房、蝉蜕。

6. 需防火的饮片有松香、硫黄、硝石、雄黄、海金沙，要有安全和消防设施。

7. 需防尘的饮片有马勃块、象皮、紫贝齿、紫河车、蛤壳、大青盐、云母石、石膏、石燕、白石英、代赭石、阳起石、花蕊石、炉甘石、信石、钟乳石、禹余粮、浮石、密陀僧、蛇含石、皂矾、紫石英、鹅管石、滑石、寒水石、硼砂、磁石、礞石。

8. 需避光的饮片有番泻叶；需遮光的有瓦楞子、麝香。

9. 需防风化的饮片有胆矾、硼砂、芒硝。

10. 需单独存放的饮片有阿魏小块或脂膏、墓头回片。

11. 含挥发油，忌高温干燥的有酒川芎、羌活片。

12. 需埋砂中，并注意防冻的有生姜片、鲜石斛。鲜地黄、鲜芦根也可用此法。

13. 严禁与硝石同研的有雄黄。

14. 刺猬皮烫时火力不宜过强。

15. 软化时不可浸泡、干燥时不宜火烘的是荆芥。

16. 与花椒同贮的有蛤蚧。

附 录 三

中华人民共和国国内贸易行业标准《中药材仓库技术规范》

前 言

本标准按照 GB/T1.1-2009 给出的规则起草。

本标准由中华人民共和国商务部提出并归口。

本标准起草单位：中国仓储协会、中国中药协会、君合百安仓储科技（北京）有限公司、甘肃农业大学、甘肃陇原中天物流有限责任公司、湖北九州通中药产业发展有限公司、亳州市药都物流仓储有限公司、成都天地网信息科技有限公司、中国供销集团中药材交易中心、河南省万家中药材物流股份有限公司。

本标准主要起草人：沈绍基、周雷、李忠良、王春录、陈垣、关丰、周洵、梁乔智、李明辉、李明超、方玉强、张承忠、侯杰、林震宇、陈杰、龙兴超、刘红卫、朱志国、万有钢、崔廷鲁、宋占锋、王杰、范甜甜。

中药材仓库技术规范

1　范围

本标准规定了中药材仓库的基本要求、专业类型、建筑类型、通风换气和采光要求、配套设施与技术条件。

本标准适用于中药材经营企业、中药饮片企业与从事中药材仓储经营的物流企业新建、改建、扩建的中药材仓库。

2　规范性引用文件

下列文件对于本文件的应用是必不可少的。凡是注日期的引用文件，仅注日期的版本适用于本文件。凡是不注日期的引用文件，其最新版本（包括所有的修改单）适用于本文件。

GB/T 13933　小型贯流式通风机

GB/T 18354　物流术语

GB/T 28581　通用仓库及库区规划设计参数

JB/T 8690　通风机　噪声限值

JB/T 10562　一般用途轴流通风机技术条件

3　术语和定义

GB/T 18354、GB/T 28581 中界定的以及下列术语和定义适用于本文件。

3.1

中药材　Chinese medicinal materials

药用植物、动物与矿物的药用部位采收后经产地初加工形成的原药材。

3.2

中药材常温库　Chinese medicinal materials normal temperature warehouse

温度控制在≤30℃，相对湿度控制在35%～75%的仓库。

3.3

中药材阴凉库　Chinese medicinal materials cool warehouse

温度控制在≤20℃，相对湿度控制在35%～75%的仓库。

3.4

中药材低温库　Chinese medicinal materials low temperature warehouse

温度控制在 2 ~ 10℃，相对湿度控制在 35% ~ 75% 的仓库。

3.5

平房库 single-storey warehouse

净高（库房地面至库房顶部即"梁"下的最小垂直高度）在 6m 左右的仓库。

3.6

楼房库 multi-storey warehouse

两层以上、层高不低于 4.5m，且配备运货电梯的仓库。

3.7

立体库 stercoscopic warehous

净高（库房地面至库房顶部即"梁"下的最小垂直高度）不低于 9m，可采用货架、托盘储存货物，巷道堆垛起重机及其他机械操作的仓库。

4 基本要求

4.1 中药材仓库应根据中药材物流体系建设的总体规划，依据中药材主产地与交易市场集中储存中药材的需求，选择交通便利的地点进行合理规划、集中建设。

4.2 规划建设中药材仓库，应依据各类中药材的不同理化特性与气候条件选择合适的专业仓库类型（中药材常温库、阴凉库、低温库）。

4.3 规划建设中药材仓库，应依据储存中药材的种类、批量、周转频次，并考虑物流效率与效益等因素，选择合适的仓库建筑类型（平房库、楼房库、立体库）。

4.4 中药材仓库的单体建筑面积宜大于 1000m^2（低温库除外），中药材公共仓储经营企业的仓库总面积应不少于 2 万 m^2。库区道路及功能布局参见 GB/T 28581，库区内应设立初加工、检测、验收等功能区。

4.5 中药材常温库与阴凉库的地面、墙体等应有防潮、隔热、通风等设施与技术措施。

4.6 中药材仓库的消防、给排水、照明等应符合相关国家标准或行业标准的要求。

4.7 库房应采用无毒、环保的建筑材料，库房地面平整、耐磨、耐冲击、不起砂。

5 专业仓库类型

5.1 按地区

5.1.1 东北、华北、西北、中部地区宜建中药材常温库。

5.1.2 长江流域宜建中药材阴凉库。

5.1.3 东南沿海地区宜建中药材阴凉库与低温库。

5.2 按中药材种类

5.2.1 储存不易虫蛀、霉变、泛油的药材，宜建中药材常温库。

5.2.2 储存容易挥发、升华、泛油的中药材，宜建中药材阴凉库。

5.2.3 储存贵细（稀）药材，动物类、子仁类中药材，宜建中药材低温库。

6 仓库建筑类型

6.1 品种单一、批量小、储存时间较短的中药材，宜建平房库。

6.2 品种多、批量大、储存时间较长的中药材，宜建楼房库。

6.3 标准化包装、品种多、批量小、进出快的中药材，宜建立体库。

7 通风换气及采光要求

7.1 通风口设置

7.1.1 通风口应设在仓库长向墙体的下部。

7.1.2 通风口底部与库房地面的距离应根据仓库建筑材料的规格和防雨状况确定。

7.1.3 通风口的面积与数量，应根据仓库所在地域、中药材特性及其仓储温湿度要求确定。

7.1.4 通风口应配备防虫、防鼠、防雨、防盗等设施。

7.2 库房、门窗设置及采光要求

7.2.1 窗户应设在墙体中上部，宜采用不透光材料或采取避光措施。库房两端墙体窗户仅用于通风不用于采光。

7.2.2 窗户的面积与数量，应根据仓库所在地域、中药材特性及其仓储温湿度要求确定。窗户高度和长度与仓库层高比例协调。

7.2.3 门窗应配备防虫、防鼠、防雨、防盗等设施。

7.3 通风机（排风扇）安装位置及性能要求

通风机数量、排风量与安装位置，以能够使仓库全面换气为宜。通风机噪音、工作电压、功率、自重、转速、风量、转轴发热等技术参数要与仓库相配套。通风机（排风扇）安装后具备防火、防虫、防雨、防鼠、防尘等功能，并符合 JB/T 8690、JB/T 10562、GB/T 13933 的相关要求。

8 应配备的设施设备

8.1 中药材与地面之间应配备有效隔离设施，如托盘、垫板、货架等。

8.2 应配备避光、防潮、防虫、防鼠等设备，如遮光罩、防尘罩、防潮箱、防鸟网、捕鼠器、防虫纱窗、诱虫灯等。

8.3 应配备调控温湿度及交换空气设备，如密封门窗、空调机、散热器、加湿器、通风机、除湿器等。

8.4 应配备监测库内外温湿度的设备。

中华人民共和国国内贸易行业标准《中药材仓储管理规范》

前 言

本标准按照 GB/T 1.1–2009 给出的规则起草。

本标准由中华人民共和国商务部提出并归口。

本标准起草单位：中国仓储协会、中国中药协会、君合百安仓储科技（北京）有限公司、亳州市药都物流仓储有限公司、湖北九州通中药产业发展有限公司、成都天地网信息科技有限公司、甘肃农业大学、甘肃陇原中天物流有限责任公司、中国供销集团中药材交易中心、河南省万家中药材物流股份有限公司。

本标准主要起草人：沈绍基、周雷、李忠良、王春录、关丰、周洵、梁乔智、李明辉、李明超、方玉强、张承忠、侯杰、林震宇、陈垣、陈杰、龙兴超、刘红卫、朱志国、万有钢、崔廷鲁、宋占锋、王杰、范甜甜。

中药材仓储管理规范

1 范围

本标准规定了中药材仓储管理的基本要求，并对中药材仓库及库区条件、入库管理、堆码管理、在库管理、养护管理、出库管理、信息系统等方面提出了要求。

本标准适用于中药材经营企业、中药饮片企业与从事中药材仓储经营的物流企业的中药材仓储管理。

2 规范性引用文件

下列文件对于本文件的应用是必不可少的。凡是注日期的引用文件，仅注日期的版本适用于本文件。凡是不注日期的引用文件，其最新版本（包括所有的修改单）适用于本文件。

GB/T 4122（所有部分）包装术语

GB/T 18354 物流术语

SB/T 11095 中药材仓库技术规范

3 术语和定义

GB/T 4122、GB/T 18354、SB/T 11095 中界定的以及下列术语和定义适用于本文件。

3.1

气调储存养护 atmosphere controlled storage conservation

通过集成的物理、化学方法调控中药材储存密闭空间中的空气组分，人为地营造一个害虫（虫卵）及霉菌无法存活的密闭环境，达到防治害虫、防止霉变、保持品质的一种储存养护方法。

4 基本要求

4.1 中药材仓储管理应具备 SB/T 11095 所规定的条件，并根据中药材的特性分别选择中药材常温库、阴凉库、低温库进行储存。中药材不应露天储存。

4.2 中药材仓储管理应具备中药材验收入库、在库管理、在库养护、出库发货等服务功能。

4.3 中药材仓储管理应使用仓储管理系统（WMS）对中药材仓储的全过程实施管理。

4.4 中药材仓储管理应配备培训合格的从事中药材仓储管理的专业技术人员。

4.5 中药材仓储管理应以保障中药材质量为目的，建立仓储质量管理体系，健全仓储作业流程与操作规范。

4.6 中药材在储存过程中不应使用磷化铝熏蒸、不得滥用硫黄熏蒸，储存 30d 以上的中药材应采用气调储存等养护方法。

5 仓库规划和设施设备要求

5.1 库区内的储存作业区、辅助作业区应与办公区、生活区分开一定的距离或者有隔离措施，并应设立初加工、检测、验收等功能区。

5.2 库内应设置收货区（验收区）、储存区、发货区（备货区）、包装加工区、待包装区、待验区、退货区、不合格品区、包装物料区、工具设备区等。

5.3 库内应按质量状态实行色标管理，合格中药材区为绿色，不合格中药材区为红色，待确定中药材区为黄色。

5.4 库房内外环境整洁，无污染源。库房内墙、顶光洁，地面平整，门窗结构严密；库区地面硬化或绿化。

5.5 应配备相应的装卸、搬运、接收、发运等作业设施。

5.6 应配备防虫、防鼠、通风、避光、防潮、防火等设施设备。

5.7 应配备与中药材仓储经营规模相匹配的检测设备。

6 入库管理

6.1 外观检查

入库的中药材应符合《中华人民共和国药典》的规定，同时应符合表1的要求。

表 1　中药材外观检查要求

项目	外观检查要求
中药材包装外观	无水湿、污染和破损
色泽	无异常
气味	无异味
霉变	无霉变
虫情	无活虫

6.2　**质量检测**　根据《中华人民共和国药典》规定，对中药材的水分、杂质、总灰分、成分含量、农药残留、重金属、二氧化硫残留等项目进行检测。

6.3　**综合判定及处理**　外观检查与质量检测完毕后填写检测报告，全部检测项目合格的判定为整批合格，可入库；一个单项以上检测不合格的，判定为整批不合格，应采取相应处理措施。

6.4　验收入库　对验收合格的中药材进行入库作业，并将相关信息录入仓储管理系统（WMS）。

7　堆码管理

7.1　中药材应在托盘或垫板上进行堆码，垫板高度不低于10cm。

7.2　中药材应按货位堆码，并留出五距，即：垛与垛间距不小于1m，垛与墙间距不小于0.5m，垛与梁、柱间距不小于0.3m，主要通道的宽度不小于2m，照明灯具垂直下方与储存物品距离不应小于0.5m。

7.3　堆码时应充分利用货位空间，并做到货垛整齐、稳固、美观，便于中药材养护与仓储作业。

7.4　零散、有问题的中药材应单独进行堆码。

7.5　应根据中药材的特性，采取相应的堆码形式。

7.6　中药材堆码的高度应根据中药材的特性、仓库层高、仓库地面负荷重量、中药材包装强度等因素综合确定。

8　在库管理

8.1　在库检查

8.1.1　定期对仓库温湿度、中药材包装、中药材水分进行检制。

8.1.2　定期对异味、虫情、霉变情况进行检查。

8.1.3　对中药材进行外观检查，检查频率每月不少于1次。在潮湿天气或异常天气检查频次应增加。

8.1.4　检测、检查记录应归档保存，保存时间不少于5年。

8.2　日常管理

8.2.1　中药材应按产地、采收时间、规格等级等因素进行编制批号管理。

8.2.2　毒性、麻醉中药材应专库或专柜存放，并有明显的标识，实行双人、双锁、专账保管，做到账、货、卡相符。

8.2.3　贵细药材应专库或专柜加锁存放，鲜活药材应在低温库内存放。

8.2.4　定期组织在库药材盘点，盘点内容包括：中药材的产地、品种、规格、等级、货位、批号、数量、保质期等。核对仓储管理系统（WMS）与货垛卡、仓库保管账记载内容是否一致，写出书面盘点报告并附盘点表。发现问题，应查明原因、及时处理。

8.2.5　定时对库内外的温湿度进行观察并记录，根据库内外温湿度变化，采取通风、密封、除湿、调温等措施，改善仓库储存环境。

8.2.6 按时清扫库房，保持库内地面整洁，门窗、玻璃、墙面、货架、货柜清洁，并做好清洁记录。

8.2.7 应建立人员出入库管理制度，做好人员出入库记录。

8.2.8 仓储作业中的所有单据应按规定期限妥善保管，保持单据整洁。

9 养护管理

9.1 应建立中药材养护管理制度，根据各类中药材的特性，选择安全、环保、低碳无毒、无残留、操作简便、有效保持中药材质量的养护方法。

9.2 在常温库与阴凉库储存 30d 以上的中药材，宜采用经国家有关部门鉴定合格或相关标准规定的气调储存养护方法进行养护。

9.3 在平房库与楼房库储存条件下，采用货垛位密封的气调养护方式；在立体库储存条件下，采用托盘或气调箱（袋）密封的气调养护方式。

9.4 采用垛位（托盘位、包装箱）密封气调养护的条件下，其垛内气体控制指标为：密封垛内氧气浓度 30d 内应小于 2%，二氧化碳浓度 90d 后应大于 5%，相对湿度 45% ~ 75%，药材水分变化±0.5%，药材品质符合《中华人民共和国药典》的规定。

9.5 在气调养护过程中应定期检查，发现问题及时解决。

10 出库管理

10.1 核对中药材出库单据信息，发现出库单据信息与库存中药材不符时，应与相关方协调处理。不得无单据、错误单据、顶替出库。

10.2 应按先进先出的原则进行出库，或按出库单据指定的批次出库。需要称重的中药材应保证出库重量与单据相符。

10.3 在出库过程中，若发现中药材发生霉变、水湿或受潮、虫害等情况应停止出库，并与相关方通报沟通实际情况。

10.4 出库时，应实行双人复核，出库人员与提货人员应按出库单据信息进行实货交接。

10.5 出库发货后，对仓储管理系统（WMS）进行信息更新。

11 仓储管理系统与操作要求

11.1 系统的功能要求

11.1.1 中药材仓储管理系统应具备仓储管理系统的常规功能：基础数据管理、入库管理、出库管理、库存管理、订单管理、批次管理、保质期管理、盘点管理、条码管理、报表查询等；还应具备中药材仓储管理的特定功能：入库检测信息管理、在库养护与检测信息管理等质量可追溯功能。

11.1.2　中药材仓库管理系统应预留外部接口，可与上下游企业及相关监管部门进行信息和数据交换。

11.2　系统的操作要求

11.2.1　中药材仓储管理全过程的所有信息（含日常仓储管理信息与质量可追溯信息）都应录入系统，信息录入应及时、准确、完整。

11.2.2　系统录入的所有信息应有备份，除特殊约定外，单据管理保存期不少于 5 年。

11.3　信息保密

应对客户信息、数据、资料等实施保密制度。

附录四 ◎ 中华人民共和国国内贸易行业标准《中药材仓储管理规范》

参考文献

［1］GB/T 191 包装储运图示标志

［2］GB/T 6388 运输包装收发货标志

［3］SB/T 10977 仓储作业规范

［4］《中华人民共和国药典》（2010 版）

［5］药品生产质量管理规范（2010 年修订）（中华人民共和国卫生部令 2011 年第 79 号）

［6］药品经营质量管理规范（中华人民共和国卫生部令 2013 年第 90 号）

［7］中药材生产质量管理规范（试行）（国家药品监督管理局令 2002 年第 32 号）

主要参考书目

1. 王世清．中药加工、贮藏与养护．北京：中国中医药出版社，2006.

2. 张明心．中药储存与养护．北京：中国医药科技出版社，1999.

3. 徐良．中药养护学．北京：科学出版社，2010.

4. 沈力．中药储存与养护技术．北京：人民卫生出版社，2014.

5. 陈文，刘岩．中药储存与养护．北京：中国医药科技出版社，2015.

6. 刘岩．药品储存与养护技术．北京：中国医药科技出版社，2013.